Alan Gordon
y Alon Zin

Terapia para el dolor crónico

Un enfoque revolucionario para su curación

Prólogo de Tor Wager

Traducción del inglés de Fernando Mora

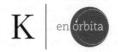

Título original:
THE WAY OUT
A revolutionary, scientifically proven approach to healing chronic pain

© 2021 by Alon Ziv and Alan Gordon
© 1977 Sony/ATV Music Publishing LLC

© de la edición en castellano:
2022 Editorial Kairós, S.A.
www.editorialkairos.com

Edición publicada por acuerdo con Avery, una editorial del
Grupo Editorial Penguin, un sello de Penguin Random House LLC.

© de la traducción del inglés al castellano: Fernando Mora
Revisión: Alicia Conde

Primera edición: Septiembre 2022
ISBN: 978-84-1121-052-2
Depósito legal: B 10.711-2022

Fotocomposición:
Florence Carreté

Diseño cubierta: Editorial Kairós
Imagen cubierta: Windwheel

Impresión y encuadernación:
Litogama. 08030 Barcelona

Escáner de la pág. 32 con permiso de Casey Cromie
Foto de los Lakers de la pág. 81 © Andrew D. Bernstein/Getty Images
Foto de la ardilla de la pág. 94 © Julian Rad
Foto de Stan Gordon de la pág. 97 © Stan Gordon
Foto del perrito de la pág. 161 © Kristyn Harder

Terapia para el dolor crónico

SUMARIO

Para Christie,
por tu amistad, colaboración y las innumerables fotos de tu perro
durmiendo en un zapato.

A.G.

Para Krystal,
mientras estemos juntos, la vida siempre será buena.

A.Z

PRÓLOGO

AL PRINCIPIO, NO LO CREÍA. Al igual que le ocurre a mucha gente, no estaba seguro de hasta qué punto las intervenciones mente-cuerpo afectan al curso del dolor crónico, y el tipo de pacientes para las que están indicadas. Soy básicamente escéptico. Sin embargo, también anhelo conocer las respuestas, de manera que mi instinto me lleva a recopilar pruebas científicas. He pasado buena parte de mi carrera estudiando si el hecho de modificar la mente es capaz de afectar al cerebro y al cuerpo. Y, en caso afirmativo, ¿qué tipo de cambios son posibles y cuáles no? ¿Cuáles son las condiciones adecuadas para que tengan lugar dichos cambios? Si los pensamientos afectan a nuestro cuerpo, ¿son lo suficientemente poderosos como para tener un impacto significativo y son lo bastante profundos como para que estos cambios perduren?

Cuando conocí a Alan Gordon, mi experiencia abrumadora con él fue que es un creyente. Como antiguo enfermo de dolor crónico –ahora recuperado–, cree que es posible, sin necesidad de medicamentos ni de cirugía alguna, pasar de sufrir un dolor agotador a no padecer dolor alguno. Y pone de manifiesto esa creencia en acción con un entusiasmo contagioso, así como con el compromiso de ayudar a las personas con las que trabaja. En los últimos dos años, mis creencias también han experimentado una transformación. He llegado a creer que las ideas correctas acerca del dolor crónico, puestas en práctica a través del tratamiento mente-cuerpo, tienen beneficios espectaculares para muchas o incluso la mayoría de las personas, aun en el tratamiento de lesiones reales que producen un dolor real.

Conocí a Alan por casualidad. Había coincidido varias veces con el doctor Howard Schubiner, colega de Alan, en reuniones científicas. Mi trabajo como neurocientífico me lleva a estudiar los circuitos del dolor con imágenes de resonancia magnética funcional (fMRI). Recuerdo que Howard me dijo: «Tienen un tratamiento que de verdad funciona. Llevan años ayudando a la gente a recuperarse del dolor crónico; deberías estudiarlo».

No me convenció. Me fascinan las intervenciones mente-cuerpo, pero estábamos estudiando redes cerebrales básicas, sin financiación ni infraestructura para estudiar a los pacientes.

Por otra parte, mi estudiante de posgrado, Yoni Ashar, y yo estábamos barajando varios temas para su tesis doctoral. Yoni había padecido dolor crónico de espalda durante años, lo que hacía que el dolor fuese un tema de estudio personalmente relevante. Y aquí es donde tuvo lugar la serendipia. Howard se puso de nuevo en contacto conmigo con los resultados de las imágenes de resonancia magnética de un paciente que mostraba una mejoría espectacular tras el tratamiento de Alan. Los resultados, muy prometedores, mostraban cambios en el córtex prefrontal medial y en la ínsula anterior, áreas del cerebro –las más identificadas en los estudios sobre el dolor crónico– conectadas entre sí y que forman parte de una red que asigna un significado personal a la información procedente del cuerpo. Parece que parte del problema de muchas personas aquejadas de este tipo de dolor es el *significado* que el cerebro atribuye al dolor y a los agentes que lo causan. Por ese motivo, decidimos acometer un estudio sobre el tratamiento de Alan en personas que padecían dolor crónico de espalda.

Empezamos trazándonos objetivos modestos. Al principio, pensábamos escanear solo a las personas que se sometieran a ese tratamiento. Luego Yoni asistió al curso de formación de fin de semana de Alan y Howard y fue testigo del poder del tratamiento en acción. Mientras tanto, Alan puso en marcha una campaña de *crowdfunding* que atrajo fondos para el estudio y, lo que es más importante, el entusiasmo de personas que realmente querían que esto llegase a buen puerto. Conseguí una subvención adicional y ampliamos el estudio aún más, lo que nos llevó a realizar uno de los mayores estudios de resonancia magnética (fMRI) sobre el dolor de espalda realizados hasta la fecha. Lo hicimos con una cuarta parte de la financiación que normalmente se necesitaría, porque todos –Yoni, Alan, Howard y nuestros magníficos ayudantes de investigación Laurie Polisky, Zach Anderson y otros– creían en la importancia de este proyecto y pusieron todo su empeño en llevarlo a cabo.

Y fueron los resultados de ese estudio los que hicieron de mí un creyente. Tras haber padecido dolor crónico una media de once años, y después de tan solo un mes de tratamiento, la mayoría de los pacientes ya no padecían dolor o casi lo habían superado. Y hasta la fecha, creo que siguen sin padecerlo. Quiero dejar claro que aún quedan muchas preguntas por responder: ¿para qué tipos de dolor, y a qué personas, son aplicables estos resultados? ¿Cuáles son los «ingredientes activos» y en qué medida la recuperación depende de quién administra el tratamiento? ¿Hasta qué punto la recuperación depende de la disposición del paciente a ser «curado»? El dolor crónico posee múltiples causas corporales y cerebrales que aún no entendemos, razón por la cual no podemos medir la patología lo suficientemente bien en los seres humanos con el fin de determinar el tratamiento óptimo para cada individuo. En cualquier caso, hicimos todo lo que estuvo en nuestra mano para conseguir que ese estudio fuese una prueba rigurosa, objetiva e imparcial de la eficacia del tratamiento de Alan, y demostramos con datos que la gente mejoraba.

Más interesante aún es lo que este estudio y otros nos dicen acerca del dolor crónico. Vivimos un momento espectacular para la neurociencia del dolor, con estudios que demuestran de manera inequívoca que las lesiones producen cambios, en el sistema nervioso, en múltiples niveles: cuerpo, médula espinal y cerebro. Los centros superiores del cerebro, asociados al estado de ánimo, la memoria y la planificación a largo plazo, pueden bloquear el dolor o potenciarlo, impulsar la recuperación o convertirlo en crónico. En los seres humanos, esos centros superiores contribuyen a crear la personalidad, las emociones, el sentido de quiénes somos y el lugar al que pertenecemos en el mundo. Así pues, de una manera muy real, el dolor crónico está ligado a nuestra comprensión de lo que el dolor significa para nosotros y para nuestra perspectiva del futuro. Esto no quiere decir que el dolor no sea «real», puesto que puede tener causas reales en el cuerpo, la médula espinal y el cerebro. Pero, aun así, es posible abordarlo con el enfoque mente-cuerpo, puesto que todos estos niveles están conectados.

La neurociencia del dolor evidencia que las causas del dolor crónico son diferentes de las causas del dolor agudo que aparece tras una lesión, y que en muchos casos dichas causas residen en el cerebro. El tratamiento mente-cuerpo nos ayuda a comprender qué tipo de movimientos y actividades son las más adecuadas, incluso en presencia de dolor, lo que a su vez contribuye a que nuestro cerebro «desaprenda» el dolor crónico.

Lo más destacable del tratamiento de Alan es que la información forma una parte importante de la curación. La nueva información cambia nuestras creencias acerca de las causas del dolor y el relato que nos contamos al respecto. Aunque este cambio suele requerir trabajo y práctica, también ocurre de repente, en un destello de comprensión. He sido testigo de ello personalmente. Un miembro de mi laboratorio que padeció dolor en el hombro durante varios años se curó tras aplicar estas técnicas. Otra amiga y colega, al hablar con Yoni sobre nuestra investigación, también llegó a una nueva comprensión acerca de su dolor crónico. Experimentó una curación espectacular y me confesó que esa transformación le había salvado la vida.

En el libro *Cómo conocer a Dios*, Swami Prabhavananda y Christopher Isherwood distinguen entre diferentes tipos de creencia. Una de ellas es la fe. Con la fe, debemos creer en ausencia de, o a pesar de, la evidencia proporcionada por nuestros sentidos. El segundo tipo es la creencia provisional. Para aprender a meditar –señalan–, hay que creer en los beneficios de la meditación solo lo suficiente como para intentarlo. Es este segundo tipo de creencia el que insto al lector a adoptar. No tenemos que tener fe en que el dolor crónico se cura; solo tenemos que creer lo suficiente como para empezar a trabajar, con apertura mental, en las ideas contenidas en este libro. Solo hay que intentarlo y ver lo que sucede.

Tor Wager,
Profesor de neurociencia,
Dartmouth College

CAPÍTULO 1
EL CEREBRO DE ESTE JOVEN PODRÍA CAMBIAR EL MUNDO

—**TIENE UN DOLOR ENORME.** Sus padres están desesperados. ¿Cree que puede ayudarle?

Era diciembre de 2016 y acababa de recibir una llamada de *The Doctors*, un programa de entrevistas médicas de la CBS, emitido desde hace tiempo y producido por el doctor Phil.[1] En este episodio en particular,[2] trataban de ayudar a Casey, un joven de dieciséis años que padecía un dolor abdominal crónico tan severo que le hacía perder regularmente el conocimiento. Los médicos de Casey estaban desconcertados.

Como director del Centro de Psicología del Dolor de Los Ángeles, estoy especializado en el tratamiento del dolor crónico y otros síntomas físicos. La productora, que estaba al otro lado de la línea telefónica, quería saber si mi equipo y yo podríamos ayudar a mitigar el dolor del pobre Casey.

Dos años antes, Casey era un alumno normal en el Instituto John Burroughs de Burbank, California. Le encantaban el béisbol y *La guerra de las Galaxias*; odiaba el álgebra y la química. Parecía encarrilado en el rumbo habitual de la educación secundaria, hasta que a los tres meses de haber iniciado el curso se vio asaltado por un dolor punzante en el estómago.

Creyendo que podía tratarse de apendicitis, sus padres lo llevaron al hospital. Pero los médicos no encontraron ningún trastorno. Pasaron varios meses y el dolor persistía. Le practicaron todas las pruebas imaginables: resonancias magnéticas, tomografías computarizadas, cirugías exploratorias, pero todas ellas arrojaron idénticos resultados negativos.

Mientras tanto, a Casey le resultaba cada vez más difícil llevar una vida normal. Abandonó el equipo de béisbol y, a la postre, también tuvo que dejar el instituto. Su largo y doloroso viaje terminó llevándole al programa *The Doctors*. Y fue en ese momento cuando me llamaron.

–Habrá que revisar su historial médico –señalé–, pero creo que hay muchas posibilidades de que podamos ayudarle.

–Genial –respondió la productora–. Tan solo una cosa más –añadió–, ¿hay algo que podamos hacer para que este episodio muestre el efecto que tiene superar el dolor?

Era una buena observación. Esto iba a suceder en la televisión. Necesitaban algo que los espectadores vieran en casa. ¿Cómo mostrarles el dolor que Casey experimentaba en su interior?

–¿Tal vez podamos llevar a cabo una resonancia magnética de su cerebro antes y después del tratamiento? –respondí tras meditarlo unos instantes.

La resonancia magnética funcional, o fMRI, es un escáner que muestra la actividad cerebral.[3] Pensé que sería interesante ver cómo cambiaría el cerebro de Casey una vez que dejara de experimentar dolor. En aquel momento no lo sabía, pero esa sugerencia fortuita daría lugar a uno de los estudios más innovadores en la historia del dolor.

Pero, para contar la historia del dolor de Casey, primero debo narrar la mía.

MI MADRE, MI SILLA Y YO

A mediados de mi veintena, la vida era buena. Me encontraba en la escuela de posgrado de psicoterapia en la USC (Universidad del Sur de California). Era un tipo extrovertido y activo que salía con mis amigos, acudía a ver los partidos de los Dodgers y jugaba en una liga de *kickball* (¡mi equipo incluso llegó a competir en la liga nacional!). Pero durante mi segundo año de carrera todo cambió. Desarrollé un fuerte dolor de espalda que trastocó mi vida por completo.

Incluso algo tan sencillo como ver una película se convirtió en una pesadilla de dos horas de duración. Asistir a los partidos de los Dodgers estaba completamente descartado. No podía ver los deportes, y mucho menos jugarlos. Los asientos rígidos de las aulas de la USC me causaban tanto dolor que tuve que comprar una silla blanda con respaldo en Office Depot y llevarla rodando de una clase a otra. Y, por si acaso el lector se lo pregunta, le diré que arrastrar una silla gigante a todas partes no es demasiado positivo para la vida social.

Visité a tres de los principales especialistas en espalda de Los Ángeles. Uno de ellos me señaló que mi dolor estaba causado por una hernia discal. Otro me aseguró que mis síntomas se debían a una degeneración discal. Por último, el tercero me explicó que me dolía la espalda debido a mi gran estatura.

No podía menguar mi tamaño, pero probé todos los tratamientos imaginables: fisioterapia, *biofeedback*, acupuntura, acupresión. Sin embargo, nada me ayudó. Me hicieron tantas resonancias magnéticas de la espalda que mis amigos bromeaban diciendo que mi columna vertebral se estaba convirtiendo en un imán.

Transcurridos unos seis meses, me administraron una inyección epidural. Y, aunque no me curó, redujo el dolor a la mitad. La vida volvía a ser soportable... durante ocho días más o menos. Hasta que una mañana, como surgida de la nada, sentí que una granada estallaba en mi cabeza. Era el dolor de cabeza más espantoso que nunca había padecido.

Y vino para quedarse.

El dolor de cabeza crónico diario –según me dijo internet– no tiene causa ni cura conocidas. Horrible.

Después de visitar a más médicos, encontré a un especialista en cefaleas que me diagnosticó hipertensión intracraneal idiopática (HTIC) y me recetó una medicación que no me procuró ningún alivio.

Lo que ocurre con los dolores de cabeza originados en la hipertensión intracraneal es que el dolor empeora si nos acostamos. Así pues, no podía sentarme porque me dolía la espalda, y tampoco tumbarme porque me dolía la cabeza. Mi padre, un hombre muy práctico, me sugirió que intentara encontrar la manera de vivir en un ángulo de cuarenta y cinco grados. Gracias, papá.

Durante los años siguientes, desarrollé los siguientes síntomas adicionales:

• Dolor en la parte alta de la espalda.
• Dolor de cuello.
• Dolor de hombros.
• Dolor de rodillas.
• Dolor de talones.
• Dolor de lengua (¿a quién le duele la lengua?).
• Dolor de ojos.

- Dolor de encías.
- Dolor en los dedos del pie (¡en tres dedos distintos!).
- Dolor de cadera.
- Dolor de estómago.
- Dolor de muñeca.
- Dolor de pies.
- Dolor de piernas.
- Disfunción de la articulación temporomaxilar.
- Acidez.
- Vértigo.
- Acúfenos.
- Prurito.
- Fatiga.

En resumen, era un desastre. Los médicos me tenían miedo. Había recibido un montón de diagnósticos que acompañaban a estos síntomas: protrusión discal, rotura parcial del manguito rotador, lesión por esfuerzo repetitivo, etcétera. Pero ninguno de los tratamientos médicos me aliviaba.

El dolor se adueñó de mi vida. Era demasiado difícil ponerles una cara feliz a mis amigos, de manera que me retiré socialmente. También era incapaz de trabajar. Puse mi vida en pausa para tratar de lidiar con el dolor. Incluso me mudé a casa de mis padres.

Un día mi madre me dio un libro sobre un enfoque mente-cuerpo para tratar el dolor. Me dijo que el hijo de una amiga suya lo había leído y que le había ayudado a aliviar su dolor de espalda. Era una madre cariñosa y trataba de ayudarme. Así pues, hice lo que haría cualquier persona racional que padece dolor crónico. Tiré el libro al otro extremo de la habitación.

—Un libro no va a ayudarme, mamá. El dolor no está en mi cabeza. Tengo un montón de diagnósticos médicos.

Se encogió de hombros y salió de la habitación. No se discute con alguien atenazado por el dolor crónico.

Un año después, por fin leí el libro y hablé con el hijo de la amiga de mi madre. El libro no me libró del dolor, pero me abrió la mente a la posibilidad de que pudiese conseguirlo. Fue un primer paso importante. Decidí estudiar todo lo que hay que saber acerca del dolor.

Estudié la neurociencia del dolor, aprendiendo que el dolor involucra tanto al cuerpo como al cerebro. Normalmente, el cerebro recibe y procesa las señales procedentes de todo el cuerpo. Si el cuerpo sufre una lesión, el cerebro genera la sensación de dolor.

Sin embargo, en ocasiones, el sistema se descontrola y el «interruptor del dolor» de nuestro cerebro permanece bloqueado en la posición de encendido, provocando dolor crónico.

Eso es lo que recibe el nombre de dolor neuroplástico. El dolor normal está causado por un daño físico. Pero el dolor que persiste después de que la lesión se haya curado, o careciendo de causa física evidente, suele ser dolor neuroplástico. En el capítulo 2, explicaré por qué se desarrolla este tipo de dolor y cómo determinar si lo padecemos.

Así pues, me di cuenta de que padecía dolor neuroplástico. Aunque, para superar mi dolor, me había centrado en reparar mi cuerpo, debía centrarme más bien en mi cerebro. El enfoque mente-cuerpo del dolor crónico era relativamente novedoso y los tratamientos estaban poco desarrollados. Por ello creé nuevas técnicas para reconfigurar mi cerebro y restaurar el orden natural.

Todavía tengo protuberancias discales. Aún tengo elevada la presión del líquido cefalorraquídeo. Es probable que padezca un desgarro parcial del manguito rotador. Sin embargo, no sufro dolor alguno y he superado mis veintidós síntomas.

Entretanto, me percaté de que no estaba solo. De hecho, nos hallamos inmersos en una epidemia de dolor crónico. Solo en los Estados Unidos lo padecen más de 50 millones de adultos.[4] A escala mundial, la cifra se estima en 1.200 millones de personas.[5]

Tratar el dolor crónico se convirtió, a partir de entonces, en el trabajo de mi vida. Fundé el Centro de Psicología del Dolor y comencé a ayudar a otros enfermos. De acuerdo a mi experiencia, la mayoría de los dolores crónicos son de carácter neuroplástico. A lo largo de los años, hemos perfeccionado nuestras técnicas hasta convertirlas en un sistema eficaz –la terapia de reprocesamiento del dolor– y hemos ayudado a la gente a superar cualquier forma de dolor imaginable.

Y todos los pacientes que mi equipo y yo tratamos, con independencia de dónde se localice su dolor o de cuánto tiempo lo hayan padecido, formulan la misma pregunta:

LA CONVERSACIÓN

Paciente: ¿Está diciendo que mi dolor no es real?

Yo: Bueno, ¿lo siente?

Paciente: Sí.

Yo: ¿Le duele?

Paciente: Sí.

Yo: Entonces es real.

Siempre me ha parecido extraño que algunos dolores se consideren reales y otros no.

Cuando estudiaba en UCLA, la fraternidad de la que formaba parte hizo venir a un hipnotizador a un evento de la semana de iniciación en las fraternidades. Mi amigo Jamie se ofreció para ser hipnotizado. Este hipnotizador, obviamente poco ético, sumió en trance a Jamie y le dijo que su brazo estaba ardiendo. Jamie corrió frenéticamente a sumergir el brazo en agua helada. Fue divertidísimo.

Después le pregunté a Jamie si le había dolido. «Es el peor dolor que haya sentido nunca», me respondió (añadiendo algunas palabrotas).

¿Cómo era posible?

Un estudio de la Universidad de Pittsburgh analizó la hipnosis y el dolor.[6] Los investigadores colocaron a los sujetos en una máquina de fMRI y les produjeron dolor con una sonda caliente. Las regiones encargadas del dolor en el cerebro de los participantes se iluminaron claramente. A continuación, los científicos tomaron a los mismos sujetos, los hipnotizaron y les indujeron dolor mediante sugestión. Las mismas zonas de sus cerebros se iluminaron en las fMRI. Tanto si el dolor era inducido físicamente como mediante la hipnosis, la sensación era la misma en lo que respecta al cerebro.

El dolor es dolor, y siempre es real. Y, como cualquier tipo de dolor se procesa en el cerebro, este tiene un poder extraordinario para influir dónde, cuándo y cuánto dolor experimentamos.

NUESTRA ESPALDA DOLORIDA

El dolor de espalda es la forma más común de dolor crónico[7] y la principal causa de discapacidad en todo el mundo. Si padecemos dolor crónico de espalda, es posible que hayamos tenido alguna versión de esta misma conversación:

Paciente: Hace tres meses que tengo dolor de espalda. Me duele cuando me siento, me duele cuando estoy de pie y me duele cuando camino.

Médico ortopédico: Mmm, la resonancia magnética de su columna vertebral muestra que tiene una hernia discal de cuatro milímetros en L2-L3 con compresión parcial de la raíz nerviosa.

Paciente:

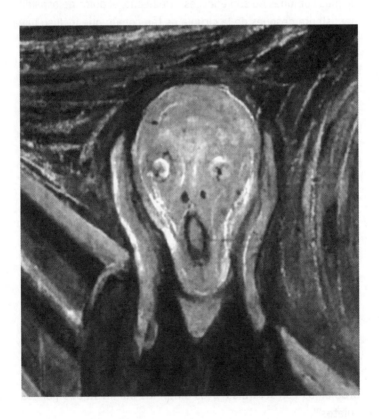

Este diagnóstico nos induce a pensar que un enorme disco protuberante de nuestra pobre y defectuosa columna vertebral aplasta uno de los nervios. La imagen es aterradora, pero también interesante: nos duele la espalda y el médico ha detectado un problema en dicha zona. Lo único que tenemos que hacer es solucionar el problema en nuestra espalda y el dolor desaparecerá, ¿no es así?

Por desgracia, no es esto lo que sucede. Los estudios demuestran lisa y llanamente que la mayor parte de las cirugías de espalda más comunes no son eficaces.[8] De hecho, el dolor de espalda persistente después de la cirugía es tan común que incluso hay un nombre para ello: síndrome de cirugía de espalda fallida.[9]

La realidad es que la mayoría de las personas tenemos protuberancias o hernias discales. La mayoría tenemos degeneración discal y artritis. ¿Sabe el lector quiénes tienen espinas dorsales perfectas e inmaculadas? La respuesta es los bebés. Sus vertebras están maravillosamente alineadas, y sus adorables articulaciones se hallan por completo libres de inflamación. Sin embargo, a medida que avanzamos en la vida, desarrollamos desgaste, un deterioro corporal que es natural e inevitable. Un estudio publicado en el *New England Journal of Medicine* pone de manifiesto que el 64 % de las personas que no padecen dolores de espalda presentan abultamientos, protuberancias, hernias o degeneración discal.[10] Estos cambios estructurales son, de hecho, bastante habituales y no suelen estar relacionados con el dolor.

Incluso cuando la resonancia magnética encuentra algo, no suele coincidir con los síntomas físicos. Cierto estudio suizo reclutó a personas con dolor de espalda crónico y buscó factores como la degeneración y las protuberancias discales. Los científicos descubrieron que no había relación entre ninguno de esos problemas estructurales y los síntomas manifestados por los sujetos.[11]

Entonces, si el daño estructural no es el responsable de la mayoría de los casos de dolor crónico de espalda, ¿cuál es la causa?

Combinando la neurociencia más avanzada con un poco de Nostradamus, un grupo de científicos de la Universidad de Northwestern se embarcó en la búsqueda de una nueva frontera: predecir el dolor.[12] Estos investigadores realizaron un seguimiento de los pacientes tras un episodio inicial de dolor de espalda, intentando predecir quiénes desarrollarían dolor crónico. Lo más sorprendente es que sus predicciones acertaron en el 85 % de las ocasiones.

Los científicos no llevaron a cabo ningún examen de espalda. No observaron las radiografías ni las resonancias magnéticas de las columnas vertebrales. De hecho, no miraron la espalda de los pacientes en absoluto, sino que solo examinaron su cerebro. Realizando escáneres cerebrales y observando el grado de conectividad entre dos áreas clave, fueron capaces de determinar con un alto nivel de precisión qué dolor persistiría y cuál se resolvería.

La mayoría de los casos de dolor de espalda crónico no están causados por daños estructurales en la columna vertebral. Aunque el dolor es 100 % real, se trata de dolor neuroplástico. Y, para tratarlo, no hay que enfocarse en el cuerpo, sino en el cerebro.

LATIGAZO CERVICAL REAL Y FALSOS ACCIDENTES DE COCHE

Imaginemos que estamos conduciendo. Nos acercamos a un semáforo en rojo y, al detenernos, escuchamos el chirrido de unos frenos. Miramos por el espejo retrovisor justo a tiempo para ver al conductor que viene detrás, con el móvil en la mano y una mirada de horror en los ojos. Nos preparamos. En el momento del impacto, la cabeza se desplaza hacia atrás y luego hacia delante. ¡Huy! Esto es lo que se llama latigazo cervical, y suele provocar dolor de cabeza o de cuello. El latigazo cervical es un tipo de esguince de cuello y, como ocurre con otros esguinces, con un poco de reposo debería curarse por completo en unos días.

Pero, en ocasiones, el dolor del latigazo cervical no se cura. Cuando una lesión de este tipo persiste, se denomina síndrome de hiperextensión cervical crónica. En muchos países, este síndrome se ha convertido en una epidemia, y hasta el 10 % de las víctimas de accidentes quedan discapacitadas de forma permanente.

Lo extraño es que los estudios demuestran que no hay base estructural para el síndrome de hiperextensión cervical crónica.[13] En otras palabras, el cuerpo se cura, pero por alguna razón, el dolor persiste.

Un grupo de investigadores pensó que la respuesta a este misterio médico podría encontrarse en los confines del norte de Europa. Lituania es un pequeño país, bañado por el mar Báltico, conocido por sus bellos paisajes y sus fabulosos equipos de baloncesto (el deporte nacional). Sin embargo, algo que no encontraremos en Lituania es hiperextensión cervical crónica. Tienen coches, tienen carreteras y tienen colisiones traseras, pero no hay dolores de cuello persistentes.

Los científicos evaluaron a cientos de víctimas de colisiones traseras y llevaron a cabo un seguimiento de su proceso de recuperación. Muchas de las víctimas tenían dolor de cuello inmediatamente después del accidente. Pero un año después sus síntomas no diferían de los de la población general. La hiperextensión cervical crónica simplemente no existe en Lituania.[14]

Pero si los accidentes de coche no causan este tipo de lesión, ¿qué lo hace? Varios investigadores alemanes llevaron a cabo un experimento brillante y un tanto disparatado para averiguarlo.[15] Reclutaron a voluntarios para un estudio sobre accidentes de tráfico, situando a los participantes en el asiento del conductor de un coche que era golpeado por detrás por otro coche, excepto que, en realidad, no eran golpeados. Todo era falso, o, como lo denominan los científicos, se trataba de una «colisión placebo».

¿Cómo se finge un accidente automovilístico? Los investigadores rompían una botella para simular el sonido de la colisión y, mediante un complicado juego de poleas y una rampa, el coche de los sujetos de prueba se desplazaba ligeramente hacia delante. Aunque no había contacto real con el otro coche, los participantes creían que habían sido arrollados por detrás. Los astutos científicos incluso esparcían cristales rotos por el suelo para que pareciera que el coche había sido golpeado.

Tres días después de la falsa colisión, el 20 % de los participantes padecía dolor de cuello. Transcurridas cuatro semanas, el 10 % de ellos seguía experimentando síntomas. El dolor era real, pero no había daños estructurales en su cuerpo. No podía haberlos, porque el coche no había padecido un impacto real.

Así pues, el dolor no procedía del cuello de los participantes, sino de un elemento en su cerebro: la creencia. Creían haber sufrido una colisión, y también creían que el latigazo cervical crónico era un posible efecto secundario. Sin embargo, los lituanos no comparten esa creencia. Como el latigazo cervical crónico no es un fenómeno en su país, a las víctimas lituanas de accidente automovilístico ni siquiera se les ocurre que su dolor pueda persistir. Y no lo hace.

¿Por qué creer en que el latigazo cervical crónico conduce a una hiperextensión real? La respuesta a esa pregunta se encuentra en el capítulo 3, pero por ahora resulta patente que nuestro cerebro es lo suficientemente poderoso y complejo como para generar y alimentar el dolor, algo que va en contra de toda lógica porque el dolor parece proceder de nuestro cuerpo, si bien en realidad se trata de un dolor neuroplástico que se origina en nuestro cerebro. Sin embargo, es una buena noticia, porque si el cerebro es capaz de provocar dolor, también puede eliminarlo.

El dolor de espalda y el latigazo cervical son solo un par de afecciones crónicas causadas a menudo por el dolor neuroplástico. Tengo historias y estudios sobre muchas más afecciones, incluyendo dolores de cabeza, dolor de estómago, dolor pélvico, dolor en las articulaciones, dolor en los nervios, síndrome del intestino irritable y lesiones por esfuerzo repetitivo. No voy a entrar en detalles de cada una, pero mi equipo y yo hemos tratado con éxito todas ellas con la terapia de reprocesamiento del dolor.

Aunque, en todos los casos, los pacientes experimentan síntomas físicos, los tratamientos físicos no les ayudan. Pero, cuando se dirigen al cerebro en lugar de al cuerpo, los pacientes pueden por fin aliviar su dolor.

Lo que nos conduce de nuevo a Casey, mi paciente con dolor abdominal de *The Doctors*.

LA CURACIÓN DE CASEY

Casey y su familia estaban sentados en mi consultorio, tratando de ignorar a los dos camarógrafos situados a varios metros de distancia. La madre de Casey, luchando por no romper a llorar, me relató su historia.

–Lo hemos intentado todo –me dijo–, medicación, intervenciones, cirugías... Nada ha funcionado.

Le expliqué a Casey el fenómeno del dolor neuroplástico: el modo en que el cerebro es capaz de generar un dolor muy real incluso en ausencia de lesiones, y cómo este dolor es reversible. Casey se permitió entonces experimentar un atisbo de esperanza mientras las lágrimas resbalaban por sus mejillas.

–Lo van a arreglar, cariño –le señaló su madre, esforzándose por creer en sus propias palabras.

A partir de ese momento, Casey y yo nos reunimos con una frecuencia semanal. Hablábamos de cómo se había desarrollado su dolor y de la razón por la que persistía. Le enseñé los componentes de la terapia de reprocesamiento del dolor y los practicamos juntos. Al cabo de cuatro semanas, ya estaba blandiendo sin rastro de dolor alguno un bate de béisbol en mi consulta. Pasadas seis semanas, corría por los pasillos a toda velocidad (para sorpresa de mis compañeros de consulta). A los tres meses, ya no tenía dolor.

Poco después, estaba de vuelta en el instituto, que era donde debía estar. ¡Y volvió a jugar en el centro del campo en el equipo de béisbol!

A petición de The Doctors, llevamos a cabo una resonancia magnética del cerebro de Casey antes y después del tratamiento.[16] Aunque la literatura médica estaba repleta de fMRI de personas que experimentan distintos grados de dolor, nadie hasta entonces había estudiado el aspecto del cerebro cuando se cura el dolor crónico. ¿El cerebro de Casey mostraría cambios visibles?

Unos días más tarde, recibí una llamada del radiólogo que realizó las resonancias magnéticas de Casey.

–Esto es increíble –comentó–. La diferencia entre las dos imágenes es asombrosa.

Me envió los escáneres de inmediato.

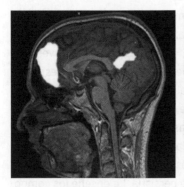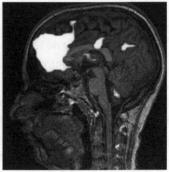

Actividad cerebral de Casey antes del tratamiento (izquierda)
y después del tratamiento (derecha)

Y, por capricho de un programa de entrevistas diurnas, nos encontramos con el primer caso de estudio con resonancia magnética funcional (fMRI) para eliminar el dolor crónico. Al percibir las diferencias radicales entre los escáneres anteriores y actuales de Casey, pensé: «El cerebro de este chico podría cambiar el mundo».

UNA NUEVA FORMA DE ABORDAR EL DOLOR

Los escáneres de Casey eran muy llamativos. Mostraban cambios en el córtex prefrontal medial, el núcleo accumbens y la ínsula anterior, áreas cerebrales que comparten dos características: sus nombres parecen hechizos de Harry Potter,[17] y todas ellas intervienen en el procesamiento del dolor.[18]

Aunque los resultados de Casey eran bastante prometedores, solo era un caso de estudio. ¿Eran estos cambios fruto de la casualidad o la terapia de reprocesamiento del dolor había reconfigurado el cerebro de Casey? Lo único que sabía era que solo había una persona a la que podía recurrir: el mundialmente famoso neurocientífico Tor Wager. Durante la última década, se ha producido una revolución en nuestra comprensión del dolor, en cuya vanguardia se halla la figura de Tor Wager.

Durante largo tiempo, los científicos consideraron que el cerebro era una especie de caja negra. Conocían lo básico, es decir, que recibe señales del cuerpo, genera pensamientos y sentimientos y, en ocasiones, se congela cuando comemos helado demasiado rápido. Incluso teníamos una idea aproximada de las áreas del cerebro que desarrollaban determinadas funciones. Pero, sobre todo, sabíamos que era una masa gris rosada muy importante.

Sin embargo, la tecnología de la resonancia magnética funcional ha cambiado esta situación. Gracias a resonancias magnéticas como la de Casey, vemos con precisión cuáles son las zonas del cerebro que se activan dependiendo de las circunstancias. Por primera vez, tenemos una visión privilegiada de este complejo sistema, que nos ha proporcionado una comprensión totalmente nueva del dolor. A lo largo de la última década, se han realizado miles de estudios de resonancia magnética en torno a diferentes aspectos del dolor. Y, si bien todavía queda mucho por aprender, hemos efectuado dos grandes descubrimientos.

En primer lugar, se ha puesto de manifiesto que el dolor crónico es completamente diferente del dolor a corto plazo. Actúa de manera distinta, responde al tratamiento de forma diferente e incluso implica a distintas áreas cerebrales.[19] Pero hablaremos de este particular en el capítulo 2.

En segundo lugar, el dolor es mucho más complejo de lo que suponíamos en un principio. No existe en el cerebro un único «centro del dolor»; los estudios con resonancia magnética constatan que hay múltiples áreas cerebrales asociadas al dolor. Y cuando digo «múltiples», quiero decir *múltiples*.

Lo anterior nos conduce de nuevo a Tor Wager, quien ha demostrado lo complicado que es el dolor. Sirviéndose de la inteligencia artificial para analizar miles de escáneres cerebrales, el doctor Wager ha descubierto un patrón único de actividad cerebral compartido por las personas que experimentan dolor.[20] Esta «firma del dolor» implica a cuarenta y cuatro zonas distintas del cerebro. ¡Cuarenta y cuatro! La mitad de estas regiones cerebrales participan en el incremento del dolor, mientras que la otra mitad lo hace en su disminución.

Es evidente que el cerebro realiza un procesamiento muy complejo para generar dolor, y nadie lo entiende mejor que Tor Wager. De inmediato, le enviamos las resonancias magnéticas de Casey. Y su respuesta supuso para nosotros una gran oportunidad.

EL ESTUDIO SOBRE EL DOLOR DE ESPALDA DE BOULDER

La suerte quiso que el doctor Wager estuviera a punto de emprender un nuevo estudio sobre el dolor de espalda crónico en el que, antes y después del tratamiento, todos los participantes se someterían a una resonancia magnética funcional de su cerebro.

El doctor Wager quedó impresionado con los resultados de Casey y se ofreció a añadir otro grupo a su estudio utilizando nuestro tratamiento. La buena noticia era que un estudio aleatorio y controlado con un neurocientífico de talla mundial podía dar a la terapia de reprocesamiento del dolor una buena dosis de credibilidad científica. La mala era que el laboratorio del doctor Wager estaba situado en la Universidad de Colorado, en Boulder, a miles de kilómetros de Los Ángeles.[21]

Pero no desaprovechamos la oportunidad.

El siguiente año de mi vida fue un torbellino de viajes. Ayudé a dirigir el estudio del dolor de espalda de Boulder mientras seguía tratando a mis pacientes en Los Ángeles y enseñando en la USC. Tomaba cuatro vuelos por semana, todas las semanas. En el proceso, acumulé suficientes kilómetros de pasajero frecuente como para llegar a mitad de camino de la luna.

El equipo del estudio era increíble. Además del doctor Wager, estaban Zack, Laurie y Judith, que realizaban los escáneres cerebrales. El doctor Howard Schubiner hacía las consultas médicas. Y luego estaba el hombre que dirigía el espectáculo: Yoni, un prodigio de treinta y dos años con la mente de Aristóteles y el aplomo natural de James Dean. Yoni y yo manteníamos una gran relación de trabajo. Él era el práctico, mientras que yo era más... idealista.

> **Yoni:** Antes de empezar, tenemos que definir las metas de nuestro estudio para que sea completamente objetivo.
>
> **Yo:** Genial.
>
> **Yoni:** Cada semana haremos que los participantes rellenen el BPI [el Inventario Breve del Dolor es un formulario estándar para informar de los niveles de dolor en una escala de 0 a 10]. Luego compararemos sus puntuaciones al principio y al final del tratamiento para comprobar si el dolor se ha reducido.
>
> **Yo:** No quiero limitarme a reducir su dolor. Quiero curarlos.
>
> **Yoni:** Bueno, los estudios sobre el dolor crónico no informan en realidad de las estadísticas de «curación», porque los pacientes rara vez se curan. La norma es tratar de reducir su nivel de dolor.
>
> **Yo:** Vamos a curarlos.
>
> **Yoni:** Como quieras...

A pesar de su escepticismo (Yoni siempre es escéptico), aceptó. Si al concluir el estudio la puntuación media del dolor de un paciente bajaba hasta un 0 o un 1 (lo que se conoce como libre de dolor/casi libre de dolor), podíamos considerarlo curado.

Christie, una de mis mejores terapeutas, y yo viajamos a Boulder para administrar el tratamiento. Durante los siguientes doce meses, trabajamos con pacientes aquejados de dolor de espalda crónico. Aunque procedían de diferentes ámbitos de la vida, y su edad oscilaba entre los veintiuno y los setenta años, todos tenían algo en común: un dolor de espalda crónico que se había resistido a las intervenciones médicas. Cincuenta pacientes fueron asignados al azar a nuestro grupo de tratamiento,[22] recibiendo cada uno de ellos terapia de reprocesamiento del dolor, dos veces por semana, durante un mes.

Disfrutaba dando palabras de ánimo a Christie: «Solo tenemos que hacer exactamente lo que hicimos con Casey. Pero cincuenta veces seguidas, en solo ocho sesiones, y en un estado diferente».

Christie tragaba saliva.

El estudio resultó agotador, pero también muy satisfactorio. Llegamos a conocer y cuidar a nuestros pacientes de Boulder. Les vimos asimilar las lecciones de la terapia de reprocesamiento del dolor y empezar a liberarse del ciclo del dolor crónico. Pero ¿bastaría con eso?

Sabía que la terapia de reprocesamiento del dolor surtía efecto. Había comprobado que funcionaba con mis pacientes en Los Ángeles. Había visto que funcionaba con Casey. Y, en Boulder, veía que nuestros pacientes mejoraban. Pero ¿mejorarían lo suficiente como para curarse? ¿La terapia de reprocesamiento del dolor se sostendría bajo rigurosos protocolos científicos?

En el momento de arribar al final del estudio, estaba en ascuas. Por fin, Yoni me dio los resultados. Superaron con creces nuestras más altas expectativas. El 98 % de los pacientes mejoró, mientras que el 66 % estaba libre o casi libre de dolor.[23] Dos tercios de nuestros pacientes estaban en la categoría de curados, algo que Yoni ni siquiera pensaba que fuera posible. (Para que conste, Yoni estaba encantado con los resultados).

Los escáneres de resonancia magnética fueron igual de emocionantes. El doctor Wager y su equipo no se limitaron a poner a los pacientes en la máquina de resonancia magnética, sino que, cuando estos se encontraban en dicha máquina, intentaban provocarles dolor. Los científicos querían ver cómo respondía al dolor el cerebro de los pacientes, de manera que utilizaron un «dispositivo de evocación del dolor de espalda», algo que, si bien suena bastante aterrador, resulta que es solo una almohadilla inflable. El paciente se tumbaba encima de la almohadilla plana en el interior del aparato de resonancia magnética. A continuación, los científicos inflaban la almohadilla para ejercer presión en la espalda del paciente e intentar desencadenar el dolor, lo cual permitía a los investigadores captar imágenes del cerebro mientras este experimentaba dolor. Todos los pacientes fueron escaneados de esa manera al principio del estudio y de nuevo al final, cuando hubo concluido el tratamiento.

Una vez realizados todos los escáneres, Yoni se afanó en analizar los datos de las resonancias magnéticas durante los meses siguientes. Analizó millones de datos, corrigió los pequeños movimientos de la cabeza y comparó el antes y el después de cada paciente. Y, poco a poco, emergió un patrón: Casey no había sido una casualidad.

Al igual que le ocurrió a él, los cerebros de los pacientes habían cambiado tras la terapia de reprocesamiento del dolor. Y, como Casey, esos cambios se centraban en la ínsula anterior, una de las cuarenta y cuatro regiones del dolor especificadas por el doctor Wager. Al principio del estudio, la presión de la almohadilla hacía que los pacientes experimentasen mucho dolor, provocando que la ínsula anterior se iluminara como un árbol navideño. Después del tratamiento, su ínsula anterior estaba mucho más calmada y la almohadilla ya no les molestaba demasiado. La almohadilla ejercía la misma presión sobre su espalda en ambos casos, pero tras ocho sesiones de terapia de reprocesamiento del dolor, su cerebro respondía de manera distinta.

¿Significa eso que la ínsula anterior es la fuente del dolor crónico?[24] Por desgracia, el cerebro nunca es tan simple. Al fin y al cabo, hay otras cuarenta y tres regiones cerebrales implicadas en el mecanismo del dolor. Sin embargo, investigaciones recientes demuestran que la ínsula anterior desempeña un papel importante a la hora de decidir si el cerebro debe generar dolor. De manera sorprendente, los pacientes de nuestro grupo de tratamiento fueron capaces de enseñar a sus ínsulas anteriores a tomar mejores decisiones.

El estudio del dolor de espalda de Boulder arrojó los resultados esperados. Validó la terapia de reprocesamiento del dolor, no solo como tratamiento eficaz, sino como el tratamiento actual más efectivo para el dolor crónico. Al utilizar nuestro sistema de técnicas cuerpo-mente, los pacientes del estudio reconfiguraron su cerebro y pusieron fin a su dolor. Y también el lector puede hacerlo.

Este libro nos enseñará todo lo que necesitamos saber para tratarnos con la terapia de reprocesamiento del dolor. En primer lugar, explicaremos qué es el dolor neuroplástico y el modo en que se desarrolla. Luego aprenderemos técnicas específicas para romper el ciclo del dolor y superar sus síntomas. En el camino, habrá muchos ejemplos, analogías e historias de pacientes.

Para tratar el dolor, primero hay que entenderlo. Así pues, exploraremos a continuación una cuestión fundamental: ¿qué es el dolor?

CAPÍTULO 2
EL DOLOR ES UNA SEÑAL
DE ADVERTENCIA

LO PEOR DEL DOLOR CRÓNICO ES, sin duda, el mismo dolor. Pero lo segundo peor son los consejos que nos brinda la gente:

«Intenta ponerte hielo».

«Intenta darte calor».

«Prueba a hacer estiramientos».

«Prueba a comer corteza de sauce».

«Intenta dormir sobre un imán gigante».

Pero el consejo más horroroso que podemos recibir es el siguiente:

«Simplemente ignóralo».

Sin embargo, hay cosas que son imposibles de ignorar. Lo aprendí durante mi primer año en la universidad.

Había estudiado hasta una hora avanzada y dormía plácidamente en mi dormitorio. Soñaba con aprobar el examen final de economía cuando me despertó el peor sonido que jamás había escuchado. Alguien había activado la alarma de incendios. Aunque ya había oído alarmas antes: alarmas de humo, alarmas de coches y sirenas, nunca había escuchado nada semejante. Era como si un camión de bomberos y un volcán dieran a luz un bebé, un bebé realmente enojado que gritaba justo en mi oído a las cuatro de la madrugada.

Estaba completamente seguro de que solo era una broma de la semana de los exámenes finales y de que no había ningún incendio. Quería ignorarlo y quedarme en mi cálida cama. Pero ignorarlo no era una opción porque el sonido era muy estridente. Me levanté de la cama, bajé las escaleras y, junto con los demás estudiantes de la residencia, esperé en el exterior del edificio. La alarma de incendios está diseñada para advertir a la gente del peligro.[1] Y si se puede ignorar, no está cumpliendo su cometido.

Por ese motivo, el consejo de «ignorar el dolor» resulta tan poco acertado. Al igual que la alarma de incendios, el dolor es una señal de peligro. Y, como ocurre con la alarma, está diseñado para no ser ignorado. Su único propósito es hacernos saber que existe un problema. Y, cuando el cuerpo nos comunica que hay un problema, se asegura de hacérnoslo saber.

ESGUINCE + CEREBRO = ¡DOLOR!

Imaginemos que salimos a correr. Es un día precioso. Disfrutamos de la brisa matinal y la caricia del sol en la cara mientras corremos con la velocidad y la gracia de una gacela. En los auriculares suenan los grandes éxitos de Bruce Springsteen. La vida nos sonríe hasta que tropezamos con la raíz de un árbol y caemos torpemente sobre el pie izquierdo. Sentimos una fuerte punzada en el tobillo. Es un esguince.

Por más horrible que nos parezca, ese dolor está concebido para ayudarnos. Es la forma que tiene el cerebro de decirnos: «Corres el riesgo de dañar más tu tobillo, de manera que haz el favor de parar hasta que se cure». En ausencia de ese dolor, no tendríamos ni idea de que nos hemos torcido el tobillo, seguiríamos corriendo y nos lesionaríamos aún más.

Aunque el dolor no nos gusta, es importante. Si funciona correctamente, ayuda a proteger nuestro cuerpo de posibles daños. Y, como hemos mencionado en el capítulo 1, aunque el dolor parezca algo muy simple, en realidad es bastante complejo.[2] Veamos más detenidamente lo sucedido en nuestra carrera matutina:

La brisa sopla, el sol brilla, Springsteen canta rock, etcétera, etcétera, hasta que, ipam!, tropezamos.

En el momento en que el pie toca el suelo, los receptores del tobillo perciben el impacto y envían una señal a la médula espinal. Todavía no hay dolor.

La señal asciende por la médula espinal y llega al cerebro. Aún no hay dolor.

Las cuarenta y cuatro zonas implicadas en la «firma del dolor» de nuestro cerebro trabajan al unísono para procesar la señal y generar la sensación de dolor. Ahora sí que nos duele.

Dejamos de correr de inmediato y nos dirigimos cojeando hasta un banco del parque. Inspeccionamos nuestro tobillo mientras Bruce canta irónicamente «Born to Run» [Nacido para correr].

Como podemos ver, el dolor es la respuesta del cerebro a las señales de peligro enviadas por el tobillo, el resultado de una conversación mantenida entre el cuerpo y el cerebro. Pero, como ocurre en cualquier conversación, a veces se producen malentendidos.

LA BURLA ESCUCHADA POR TODO EL MUNDO

En 1956, la Guerra Fría estaba en pleno auge, y la relación entre Estados Unidos y la Unión Soviética era cada vez más tensa. Y, en una recepción que tuvo lugar en la embajada de Polonia en Moscú, la situación estaba a punto de empeorar. En el evento, el primer ministro soviético Nikita Jruschov ofreció un discurso a los diplomáticos occidentales. Puso fin a su intervención con una frase tan incendiaria que los representantes de trece países distintos abandonaron de inmediato el lugar. El comentario final de Jruschov consistió tan solo en un par de sencillas palabras, pero al día siguiente fue la noticia de portada en todos los periódicos del mundo. ¿Cuál fue la frase que inspiró tanto miedo? «¡Nosotros os enterraremos!».

Los estadounidenses estaban aterrorizados ante el hecho de que el líder de una superpotencia nuclear quisiera destruirlos. La tensión entre las dos naciones alcanzó cotas insospechadas. «¡Os enterraremos!» era una amenaza directa, escuchada alto y claro por Estados Unidos. Solo había un problema: Jruschov nunca dijo esas palabras. Los traductores modernos creen que la frase de Jruschov fue malinterpretada porque lo que había dicho en realidad era: «¡Nosotros os sobreviviremos!».[3]

Es una gran diferencia. En lugar de una amenaza de aniquilación nuclear, suena como una expresión de confianza. Una es aterradora, mientras que la otra simplemente es un tanto jactanciosa. Un sutil error de traducción hizo que una inocente petulancia se convirtiese en una señal de peligro de proporciones nucleares.

Al igual que el traductor de Jruschov, nuestro cerebro no es perfecto, por lo que en ocasiones malinterpreta las señales procedentes del cuerpo. El dolor neuroplástico, resultado de este tipo de malentendido, está causado por el cerebro que interpreta de manera errónea los mensajes normales del cuerpo como si fuesen peligrosos. El cuerpo está perfectamente, pero el cerebro genera dolor a pesar de ello. En otras palabras, el dolor neuroplástico es una falsa alarma.

ERRORES CEREBRALES Y DOLORES REPENTINOS

En 1995, el *British Medical Journal* informó sobre el caso de un trabajador de la construcción que saltó accidentalmente sobre un clavo de quince centímetros de longitud. ¡Caramba! El clavo le atravesó la bota y salió por el otro lado, provocándole un dolor muy intenso.

Sus compañeros de trabajo lo llevaron a toda velocidad a urgencias y los médicos le extrajeron con sumo cuidado el clavo. Después le quitaron la bota para valorar el daño, quedando atónitos al constatar que no había sangre, ni herida por punción, ni siquiera un rasguño. Milagrosamente, el clavo se había introducido entre los dedos del pie.

¿Por qué entonces experimentó dolor? El trabajador vio cómo el clavo atravesaba su bota y asumió que estaba herido, lo cual cambió la forma en que su cerebro procesó las señales procedentes de su cuerpo. Su pie solo enviaba señales normales: la textura de su calcetín, lo apretado de la bota, la sensación desconocida de un clavo entre los dedos. Son sensaciones inofensivas, pero su cerebro esperaba señales de peligro, así que las procesó como dolor, dolor, dolor.[4]

Si bien lo que le ocurrió al trabajador de la construcción fue un raro accidente, los científicos son capaces de reproducir esta experiencia. Investigadores de una facultad de medicina de Texas reclutaron a varias personas para efectuar un estudio. Querían comprobar si podían engañar al cerebro para que sintiera dolor. Los sujetos fueron conectados a una máquina con electrodos conectados a su vez a la cabeza. Los científicos dijeron a los participantes que la máquina iba a enviar una corriente eléctrica a través de sus cabezas para causar un dolor temporal de cabeza. Pero todo era una treta. La máquina no hacía nada en realidad.

Para hacerlo más creíble, la máquina tenía puesto un gran cartel que decía «generador de descargas». (Los tejanos no son famosos por su sutileza).

Los científicos activaron la máquina. Un altavoz cercano emitió un zumbido para que pareciera que la máquina estaba en funcionamiento. Los participantes creyeron que la electricidad pasaba por su cabeza. ¿Y adivinen qué? Sintieron dolor.[5] Al igual que en el caso del trabajador de la construcción, sus cerebros se equivocaron. Sus cuerpos estaban enviando señales normales y seguras, pero sus cerebros las procesaron como dolor. ¿Por qué el cerebro malinterpreta señales como estas? Lo responderemos en el capítulo 3.

Por ahora, lo importante es que las zonas cerebrales que procesan el dolor no son perfectas. En ocasiones, cometen errores. Por supuesto, incurrir en un error de vez en cuando no es un problema grave. El verdadero problema es cuando el cerebro comete un error que se le queda grabado.

NUESTROS CEREBROS CAMBIAN

El ñu azul es un gran antílope con cuernos curvados que vive en África. Los ñus no son exactamente azules, sino más bien de un gris azulado. Los ñus azules adultos son bastante normales: pastan, emigran y tratan de no ser devorados por los depredadores. Las crías de ñu azul, en cambio, son increíbles.

Las crías de ñu nacen en medio de la manada para mantenerse a salvo, pero no necesitan protección durante mucho tiempo,[6] sino que se ponen de pie por sí solas una media de seis minutos después de nacer. A la media hora de nacer, ya andan. Y, al día de nacer, corren más que una hiena, y las hienas corren entre cuarenta y ocho y cincuenta y seis kilómetros por hora,[7] así que lo de los pequeños ñus es toda una hazaña. A modo de comparación, Usain Bolt, que ha cosechado ocho medallas de oro olímpicas en carreras de velocidad, ha registrado una velocidad máxima de poco más de diecisiete kilómetros por hora, lo cual significa que una cría de ñu que tiene un día de edad es más veloz que el hombre más rápido del mundo.[8]

Los bebés humanos, en cambio, no son tan impresionantes. Es cierto que son preciosos y regordetes, pero en el momento de nacer no pueden hacer casi nada. Veinticuatro horas después, el bebé puede hacer... todavía nada. No me malinterpreten. Aunque algunos de mis mejores amigos son humanos, seamos sinceros: nacemos careciendo de habilidades.

Sin embargo, eso no supone ningún problema, porque nacemos con algo aún mejor: cerebros grandes y hermosos que destacan en el aprendizaje de nuevas habilidades.[9] Tardamos meses en vez de minutos, pero aprendemos a ponernos de pie. No podemos hacerlo a la media hora de vida, pero empezamos a caminar y finalmente a correr. Tal vez nunca corramos más rápido que los ñus azules, pero los superamos en otros aspectos. Aprendemos a leer y escribir, a conducir coches y a ajustar nuestros despertadores al horario de verano. Y, aunque no tenemos éxito en ninguna de esas cosas la primera vez que las intentamos, terminamos dominándolas con la práctica.

El cerebro humano es increíble por lo mucho que es capaz de aprender, cambiar y desarrollarse. Parece mágico, pero se trata de biología básica. El cerebro es un conjunto de neuronas (células nerviosas) que se comunican entre sí. ¿Cómo se comunican las neuronas? Disparando breves ráfagas eléctricas. Y, cuanto más se comunican entre ellas, mejor lo hacen.

Pensemos en un bebé que intenta caminar por vez primera. Su joven cerebro no sabe qué hacer. Las neuronas se ponen en funcionamiento, activando otras neuronas, pero como es la primera vez, los pasos son desconocidos y torpes. Se cae. Sin embargo, está decidido y vuelve a intentarlo. Esta vez las conexiones entre sus adorables neuronas son un poco más poderosas y es un poco más estable. Cuanto más practique, mejor funcionarán estas neuronas en particular. Con el tiempo, su cerebro aprende: empujar, inclinarse ligeramente hacia delante, mantener el equilibrio, pisar y repetir. Con la suficiente repetición, se convertirá en algo automático y ni siquiera tendrá que pensar en ello.

Como afirman los científicos, «las neuronas que se activan juntas, se conectan entre sí».[10] Una vez que estos patrones de neuronas (o «vías neuronales») se conectan entre sí, las tareas complejas resultan más sencillas: atarse los cordones de los zapatos, tocar la guitarra, tomar un buen selfie que no parezca demasiado forzado.

APRENDIZAJE DEL DOLOR

Nuestros cerebros son excelentes a la hora de aprender habilidades útiles, pero el lado oscuro es que también son excelentes para aprender hábitos negativos, como el dolor. Cuando el cerebro experimenta dolor de manera repetida, esas neuronas se «conectan» y mejoran cada vez más para activarse juntas. Por desgracia, eso significa que el cerebro se vuelve cada vez más sensible a la hora de sentir dolor. Si el cerebro se torna demasiado sensible experimentando dolor, la condición se torna crónica. Y lo que ocurre básicamente es que el cerebro aprende de manera involuntaria a experimentar dolor.

Ese es el origen del término «dolor neuroplástico». «Neuro» se refiere al cerebro y otras zonas del sistema nervioso, mientras que «plástico» significa cambiar o modelar. El dolor neuroplástico tiene lugar cuando el cerebro cambia de tal manera que refuerza el dolor crónico.[11]

Uno de los estudios en torno al dolor más importantes de los últimos años ha captado la actividad de este proceso. Los investigadores siguieron a personas que se habían lesionado hacía poco la espalda. Al principio, su dolor se activaba en las regiones normales del cerebro dedicadas al dolor. Pero, cuando el dolor se tornaba crónico, se desplazaba a áreas cerebrales asociadas al aprendizaje y la memoria.[12]

El dolor neuroplástico es un tipo de dolor bastante diferente. Es un dolor que permanece estancado porque nuestro cerebro lo ha aprendido muy bien. La buena noticia es que, al igual que el cerebro aprende el dolor, también puede desaprenderlo. La terapia de reprocesamiento del dolor vuelve a entrenar el cerebro para que interprete correctamente las señales procedentes del cuerpo, algo que, con el paso del tiempo, permite reconfigurar el cerebro y desactivar el dolor.

¿SIMPLE DOLOR O DOLOR CEREBRAL?

Ahora que conocemos la diferencia entre el dolor normal y el dolor neuroplástico, surge la pregunta: cuando padecemos dolor, ¿cómo sabemos de qué tipo se trata? He realizado numerosas consultas con pacientes aquejados de dolor, y una de las primeras cosas que hago es evaluar si sus síntomas son neuroplásticos o están causados por problemas estructurales del cuerpo.

Estas son algunas de las preguntas que realizo:

• ¿Los tratamientos médicos se muestran ineficaces o solo le proporcionan alivio temporal?

- ¿El dolor aparece durante periodos de estrés en su vida?
- ¿Tiene (o ha tenido) síntomas en diferentes zonas del cuerpo?
- ¿Su dolor es variable en cuanto a dónde y cuándo aparece y a su grado de intensidad?
- ¿Piensa en el dolor a menudo o todo el tiempo?
- ¿Le preocupa a lo largo de la jornada?

Me gustaría que esto fuera como el concurso de una revista para poder otorgar puntos por cada respuesta afirmativa. Pero no es tan sencillo. No existe una lista definitiva de comprobación. Aunque las respuestas afirmativas se asocian con el dolor neuroplástico, evaluamos a todo el mundo caso por caso.

En el capítulo 1, hemos señalado que el dolor crónico de origen neuroplástico es más común que el dolor crónico estructural.

Pero ¿hasta qué punto es más común?

En el estudio sobre el dolor de espalda de Boulder, había cincuenta sujetos en el grupo de tratamiento. El doctor Howard Schubiner, especializado en el área del dolor, realizaba las consultas médicas, mientras que yo llevaba a cabo una valoración de tipo más general. Basándonos en nuestras apreciaciones iniciales, así como en las pruebas que recopilamos durante el tratamiento, no encontramos ningún caso de dolor de espalda crónico que creyéramos que tuviera una causa estructural. Ninguno.

El lector tal vez piense: «Por supuesto, usted creía que todo el mundo padecía dolor neuroplástico, ya que está especializado en ese tipo de dolor. Cuando lo único que tenemos es un martillo, todo nos parece un clavo». Bueno, mi hipotético amigo escéptico, eso no podría estar más lejos de la realidad. En el momento de acometer el estudio esperábamos que algunos de los pacientes padeciesen dolor inducido estructuralmente. Pero, para nuestra sorpresa, no encontramos evidencias en ningún un caso. Incluso los pacientes cuyas radiografías o resonancias magnéticas presentaban hallazgos significativos, padecían dolor neuroplástico. Lo sabemos porque la terapia de reprocesamiento del dolor eliminó con éxito su sufrimiento.

Una de las pacientes padecía escoliosis en un ángulo de setenta y tres grados. Básicamente, su columna vertebral parecía la letra S. Sin embargo, al final del estudio, superó todos sus síntomas.

Otro paciente era un antiguo defensa de un equipo universitario. Se había pasado años golpeando a los delanteros contrarios a toda velocidad. A consecuencia del tiempo que había estado jugando al fútbol, presentaba dos grandes hernias discales con compresión parcial de la raíz del nervio. Llevaba treinta años sin poder sentarse, estar de pie o caminar sin dolor.

A pesar de estos hallazgos físicos, no tenía dolor alguno al concluir el tratamiento.

Aunque el estudio de Boulder se centraba en el dolor de espalda, refleja mi experiencia tratando a personas aquejadas de cualquier tipo de dolor. En la mayor parte de los casos, el dolor causado por un problema físico no se torna crónico, sino que se cura o responde al tratamiento médico. La mayoría de los dolores crónicos son neuroplásticos.[13]

Sin embargo, no mantengo una visión absoluta a este respecto. Algunos pacientes *padecen* dolor crónico de origen estructural. Nunca hay que asumir, sin pruebas suficientes, que el dolor es neuroplástico. En este sentido, es importante ser exhaustivo. A modo de guía, he incluido un apéndice al final del libro para ayudarnos a determinar si nuestro dolor es neuroplástico o está causado por un problema físico.

CONCLUSIÓN: EL DOLOR ES BUENO, PERO EL DOLOR NEUROPLÁSTICO ES MALO

Normalmente, el dolor es útil. Aunque nos hace sentir mal, es una importante señal de advertencia que ayuda a proteger nuestro cuerpo. El dolor neuroplástico, en cambio, es un error debido a que el cerebro malinterpreta algunas señales del cuerpo como si fuesen alertas de que estamos en peligro. De ese modo, sentimos dolor incluso cuando no hay daño alguno en el cuerpo.

Nuestro cerebro es muy bueno aprendiendo cosas y, por ese motivo, el dolor neuroplástico puede permanecer bloqueado. El dolor hace que las neuronas se conecten entre sí, lo que conduce a más dolor.

Para deshacernos del dolor neuroplástico, debemos analizar de entrada la razón por la que el cerebro malinterpreta algunas señales. Una vez que entendamos por qué el cerebro comete este error crítico, podremos centrarnos en prevenirlo. Entonces estaremos en condiciones de aprovechar la increíble flexibilidad del cerebro para desarrollar nuevas conexiones neuronales. La terapia de reprocesamiento del dolor posibilita que reconfiguremos el cerebro y desaprendamos los síntomas dolorosos.

Entonces, ¿cuál es la causa fundamental del dolor neuroplástico? ¿Por qué nuestro cerebro incurre en este error?

¿Cuál es el combustible que alimenta el dolor?

El miedo.

CAPÍTULO 3
SALVO EL MIEDO, NO HAY NADA QUE TEMER

–¿Y SI SOY LA ÚNICA PERSONA QUE NO PUEDE MEJORAR?

Estaba sentado en mi consulta con Joe,* un nuevo paciente aquejado de dolor crónico en el cuello, mientras percibía lo ansioso que estaba.

–Estoy seguro de que puedes recuperarte –le respondí–. Eres un gran candidato para el tratamiento.

–¿Y si mejoro y luego retorna el dolor? –preguntó con cierta preocupación.

La mente de Joe producía un pensamiento aterrador tras otro.

–Aunque ocurra eso –le dije–, te pondrás mejor. Estás muy motivado.

–¿Y si estoy *demasiado* motivado? –preguntó abriendo los ojos de repente.

---

* Todos los pacientes que aparecen en este libro me han concedido permiso para presentar su caso. Hemos modificado los nombres con el fin de preservar su privacidad.

Joe tenía miedo.

A lo largo de la historia, han sido muchos los grandes pensadores que han contemplado la naturaleza del miedo. Gandhi afirmaba que nuestro enemigo es el miedo.[1] Mandela consideraba que era el reto a superar,[2] mientras que Yoda señala que es «el camino hacia el lado oscuro».[3]

Pero, en el fondo, el miedo es bastante simple. Es lo que experimentamos cuando sentimos que corremos peligro. El miedo es universal, y todos lo padecemos a diario:

¿La sensación que tenemos cuando vemos un coche de la policía en el espejo retrovisor? Miedo.

¿La sensación que experimentamos cuando accidentalmente nos gusta el post de Instagram de nuestro ex? Miedo.

¿La sensación que tenemos cuando el móvil se nos escapa de la mano y cae en el váter? Miedo. (Y también un poco de alivio porque pasamos demasiado tiempo en Instagram y quizá sea una bendición disfrazada).

El miedo nos pone en estado de alerta máxima. Es la forma que tiene el cerebro de avisarnos: «¡Peligro! ¡Peligro! ¡Peligro!».

LEONES, CEBRAS Y MIEDO, ¡VAYA!

Imaginemos a dos cebras macho: Nick el Nervioso y Frank el Intrépido. Como adivinamos por el apodo, Nick el Nervioso tiene mucho miedo. Siempre está temeroso. Siempre se halla en alerta máxima y escudriña de continuo la sabana en búsqueda de amenazas. Su frase más utilizada es: «¡¿Habéis escuchado eso?!».

Frank el Intrépido, en cambio, trota como si fuera dueño del lugar. Está muy relajado y se dedica a mordisquear la hierba sin que le preocupe en absoluto el mundo. Quizá se eche una siesta más tarde.

A primera vista, Frank el Intrépido parece tenerlo todo resuelto. Es como el chico simpático del instituto que nunca parecía preocupado por nada. Excepto que aquel chico genial nunca se vio emboscado, en el camino a clase, por leones que querían devorarlo. Pero eso es exactamente lo que le sucedió a Frank. Sin miedo alguno que le protegiese, Frank no vio venir a los leones hasta que fue demasiado tarde.

¿Y qué hay de Nick el Nervioso? Hace cinco minutos, advirtió un ligero crujido en los arbustos y de inmediato escapó corriendo. Como estaba en alerta máxima, Nick vivió para seguir estando nervioso otro día.

El miedo de Nick lo tornó más sensible al peligro, por lo que fue capaz de detectar una amenaza sutil. Esa es la función del miedo, algo que es tan cierto para los seres humanos como para las cebras. El miedo nos ayuda a identificar el peligro, por lo que magnifica las amenazas potenciales con el fin de protegernos. Los ruidos parecen más fuertes cuando tenemos miedo.[4] Asimismo, cuando se hallan en alerta máxima, las personas son más sensibles al olfato.[5]

Sin embargo, el miedo no solo amplifica nuestros sentidos, sino que también engrandece las señales de peligro, como el dolor.

Un grupo de investigadores lo ha comprobado utilizando para ello imágenes aterradoras y una sonda caliente.[6] ¡Divertido! En este experimento, los participantes recibían descargas calientes en su piel de manera aleatoria mientras contemplaban una serie de fotos. Algunas de las imágenes eran terroríficas, mientras que otras eran de carácter neutro. Aunque los impulsos tenían la misma intensidad, los sujetos experimentaban mucho más dolor mientras observaban las fotos que les inspiraban temor.

Lo realmente interesante es que, en ocasiones, los participantes sentían dolor cuando no había ninguna descarga de calor.[7]

Sin embargo, eso no ocurría cuando observaban las fotos neutras, sino solo cuando miraban las fotos que les provocaban temor. El miedo que les suscitaban esas fotos ponía su cerebro en alerta máxima, experimentando dolor incluso si la sonda no estaba activa.

Esta es la clave para entender el dolor neuroplástico. Hallarse en estado de alerta máxima altera la forma en que percibimos las señales emitidas por nuestro cuerpo. El miedo es capaz de generar dolor.

En este capítulo, explicaré los orígenes del miedo y por qué algunos de nosotros tendemos a hallarnos en estado de máxima alerta. A continuación, presentaré tres casos prácticos que muestran cómo el miedo se transforma en dolor. Por último, expondré de qué manera el miedo alimenta el dolor neuroplástico, generando un bucle, y señalaré qué hacer al respecto.

ARRIBAR A LA FUENTE

Hallarse en estado constante de máxima alerta es una gran estrategia cuando se trata de escapar de los leones en el Serengueti. Sin embargo, en el caso de la mayoría de nosotros, que vivimos en el mundo moderno, el exceso de miedo es una carga que dificulta nuestra vida y empeora el dolor. Pero ¿de dónde procede este miedo?

Hay muchos factores capaces de inducir un estado de alerta máxima.

Cuando su dolor apareció por primera vez, algunos de los pacientes con los que he trabajado se hallaban inmersos en situaciones sumamente estresantes.[8] Es posible que estuviesen acometiendo un trabajo de alta presión o que terminasen hace poco una relación de larga duración. Incluso las circunstancias favorables pueden ponernos en estado de alerta máxima. He tenido pacientes que han desarrollado dolor semanas antes de la boda, y otros cuyo dolor comenzó tras conseguir un ascenso. Los cambios importantes en la vida, tanto positivos como negativos, generan sentimientos de estrés y ponen nuestro cerebro en estado de alerta.

En el caso de otros pacientes, la cuestión tiene menos relación con factores de estrés actuales y más con factores procedentes del pasado. Hay personas que experimentan acontecimientos en su infancia que las tornan propensas al miedo,[9] como, por ejemplo, tener una dinámica familiar problemática, padecer problemas en la escuela o ser objeto de acoso. Este tipo de adversidad temprana puede abocar a sentimientos generales de inseguridad que perduran mucho más allá de la infancia. Los estudios demuestran que las personas que han sufrido estrés en sus primeros años de vida son más sensibles al miedo.

Por último, ciertos comportamientos inducen en nosotros, sin que nos demos cuenta de ello, un estado de alerta máxima. Hay tres hábitos –que percibo de manera reiterada en mis pacientes– que desencadenan el miedo y agravan el dolor neuroplástico: preocupación, verse sometido a presión y autocrítica.[10] A continuación, desglosamos la manera en que cada uno de ellos propicia un estado de alerta máxima:

Preocupación

–Supongamos que el árbol se cayera cuando estamos debajo – señaló Piglet.

–Supongamos que no –respondió Winni The Pooh.[11]

Al igual que Piglet, muchos de nosotros nos preocupamos por cosas que podrían suceder, por cosas que ocurren y por cosas que ya han pasado.

«¿Está mi jefe enfadado conmigo?»

«¿Duermo bastante?»

«¿Tengo restos de espinacas en los dientes?»

Con independencia de que estas preocupaciones se refieran a nuestro trabajo, nuestro horario o nuestra higiene dental, incrementan la sensación de peligro y ponen en alerta máxima a nuestro cerebro.[12]

Verse sometido a presión

Cuando señalo a los pacientes que se presionan mucho a sí mismos, suelen responder: «Tiene razón. Tengo que dejar de hacerlo de inmediato».

Pero, como es lógico, presionarnos para dejar de presionarnos no es la estrategia óptima.

Vivimos en una sociedad que concede enorme importancia a la perfección, de manera que no es de extrañar que muchos de nosotros nos presionemos.

«¡Tengo que sacar un sobresaliente en el examen!»

«¡Necesito perder dos kilos antes de mi boda!»

«¡Debo meditar veinte minutos al día!»

Aunque esos pensamientos parecen inofensivos, la presión activa zonas del cerebro asociadas al miedo y la vigilancia. La presión nos pone en alerta máxima y nos mantiene en estado de temor.[13]

Autocrítica

Claude Monet, uno de los pintores más célebres de todos los tiempos y padre del impresionismo, vendió cuadros por enormes sumas de dinero. Sin embargo, a pesar de su enorme talento y su gran éxito, Monet era muy autocrítico.[14]

He aquí algunas declaraciones que hizo acerca de sí mismo:

«No soy un gran pintor».[15]

«Cometo errores estúpidos».

«Lo que hago es terrible».

«Mi vida ha sido un fracaso y solo me queda destruir mis cuadros antes de desaparecer».

¡Caramba!

No es de extrañar que el primer ministro francés llamara a Monet «el rey de los gruñones».[16] (Suena aún mejor en francés: *le roi des grincheux*).

Al igual que Monet, muchos pacientes aquejados de dolor crónico son muy severos consigo mismos. Ignoran sus logros y se castigan por errores menores. Pero la autocrítica no solo nos convierte en *grincheux*, sino que también induce en nuestro cerebro un estado de alerta máxima.[17] Los neurocientíficos han demostrado que las críticas activan el sistema de amenazas del cerebro, por lo que son otro factor desencadenante del miedo.

EL CAMINO HACIA ADENTRO

Los altos niveles de miedo preparan el terreno para la emergencia del dolor neuroplástico. Sin embargo, el dolor en sí comienza de diferentes maneras.

El dolor neuroplástico puede empezar debido a una lesión o surgir de la nada. Su aparición tal vez sea repentina o gradual, pudiendo eclosionar durante una situación de estrés o bien cuando no nos hallamos en circunstancias especialmente difíciles.

Para demostrarlo, veamos a tres pacientes que desarrollaron dolor de tres maneras distintas:

Inicio gradual

Melanie creció siendo educada por una madre temerosa y un padre ansioso. La consecuencia del tipo de crianza que recibió fue que siempre estaba preocupada.

Si tenía una mala primera cita, pensaba: «¿Y si nunca conozco a nadie y termino sola?».

Pero, si tenía una buena primera cita, su pensamiento era: «¿Y si nos enamoramos y me engaña?».

Después de vivir con miedo durante veintisiete años, Melanie empezó a tener cefaleas tensionales. Al principio, solo aparecían un par de veces por semana, pero al cabo de unos meses se hicieron crónicas.

Dejó de tener relaciones sociales. Le costaba mucho esfuerzo fingir que se encontraba bien.

Durante diez meses, permaneció encerrada en casa, deprimida porque estaba echando a perder su vida y preocupada porque parecía que su dolor nunca desaparecería.

Situación estresante

Leah era una niña prodigio del violín. Cuando solo tenía dieciséis años, la aceptaron en uno de los mejores programas musicales universitarios del país. Pero el hecho de tener que vivir lejos de casa y de compartir la residencia con estudiantes varios años mayores que ella hacía que Leah se sintiese desbordada. Al concluir el primer mes, padecía un dolor de brazos y muñecas tan intenso que apenas era capaz de sostener el arco del violín. El estrés derivado de encontrarse en un entorno nuevo y sometida a tanta presión la puso en estado de alerta máxima y desencadenó el dolor neuroplástico.

Preocupada por el agravamiento de sus síntomas, Leah no volvió a tocar el violín durante siete años.

Lesión inicial

James desempeñaba un trabajo muy exigente, con un sinfín de responsabilidades y al que dedicaba muchas horas, recibiendo nuevos correos electrónicos más rápido de lo que era capaz de leerlos. Los fines de semana, se desahogaba jugando al baloncesto. Pero un día que estaba en la cancha sufrió un fuerte esguince de espalda: le dolía caminar y sentarse, le dolía casi todo, excepto estar de pie.

Aunque, al cabo de una o dos semanas, la distensión muscular se curó, el dolor persistió.

James se obsesionó con su dolor de espalda. Empezó a utilizar almohadillas térmicas y cojines para la espalda en el trabajo, y a comprobar con frecuencia si el dolor mejoraba o empeoraba. A la postre, tuvo que comprar un escritorio para poder pasar la jornada de pie.

TEMER O NO TEMER

Para que el lector disponga de un poco más de información, estas historias tienen un final feliz. Los tres pacientes ya no padecen dolor. Melanie vuelve a relacionarse con sus amigos, Leah enseña música y James ha vuelto a su antiguo escritorio. (Aunque sigue estando atrasado con sus correos electrónicos).

Aunque Melanie, Leah y James desarrollaron su dolor por vías distintas, todos ellos compartían dos elementos importantes. En primer lugar, su dolor apareció en un entorno de temor. Y, en segundo, una vez que surgió, los tres respondieron de la misma manera a él: con miedo al propio dolor. A Melanie le preocupaba que su dolor fuera permanente, a Leah le inquietaba que sus síntomas empeorasen y James estaba ansioso por su espalda. Todas estas son formas de miedo. Y el miedo al mismo dolor es lo que insufla vida al dolor neuroplástico.

En el capítulo 2, hemos explicado que el dolor neuroplástico es fruto de un error cometido por nuestro cerebro, que malinterpreta las señales seguras del cuerpo como si fuesen peligrosas. Se trata de una falsa alarma. Y la manera de reaccionar a esa falsa alarma es lo que marca la diferencia. Si respondemos con miedo, reforzaremos el dolor. En este sentido, el dolor es como un niño pequeño muy influenciable.

SEGURIDAD VERSUS PELIGRO

Mi sobrina de dos años de edad es un auténtico torbellino. El día que aprendió a caminar, también aprendió a correr y desde entonces corretea por todas partes.

Pero su ambición supera su coordinación, por lo que se cae muchas veces. Hay un momento, justo después de caerse, en el que te mira y espera a ver de qué modo reaccionas para decidir cómo se siente. Si corres hacia ella, preocupado, alarmado, preguntándole de manera frenética si está bien, romperá a llorar, convencida de que se ha dado un buen porrazo. Si, por el contrario, le dices tranquilamente: «Mira, parece que has tropezado», volverá a ponerse en marcha antes de que termines la frase.

La forma de reaccionar refuerza la sensación de peligro o de seguridad. Y lo mismo ocurre con el dolor neuroplástico.

El dolor es una señal de peligro. Y, en el caso del dolor neuroplástico, la forma en que reaccionamos determina si esta señal persistirá o desaparecerá. Cuando respondemos al dolor con miedo, reforzamos que es peligroso, haciendo que permanezca.

El miedo es el combustible del dolor.[18]

Un estudio realizado en los Países Bajos evidenció este fenómeno en plena acción.[19] Los investigadores reclutaron a personas aquejadas de lumbalgia y midieron el grado de temor que experimentaban ante el dolor. En el momento de hacer un seguimiento seis meses después, las personas que mostraban un alto nivel de miedo eran mucho más propensas a seguir padeciendo dolor. Y esto era así con independencia de la gravedad del dolor inicial o del tiempo que lo hubieran padecido. Si bien los científicos holandeses analizaron el dolor de espalda, existen docenas de estudios sobre toda clase de dolores –desde los de cabeza hasta los de rodilla, pasando por la fibromialgia– que muestran el mismo patrón.[20] Cuanto más miedo le tengamos a nuestro dolor, más probable será que persista, lo cual puede abocarnos a un desafortunado bucle.

ATRAPADO EN UN BUCLE DE FEEDBACK

No hay nada mejor que una primera cita increíble. Estamos sentados frente a la persona que acabamos de conocer, pero es como si nos conociésemos desde hace años. Terminamos las frases del otro y nos perdemos en su mirada. Y, cuando llega el momento del postre, ya estamos eligiendo el nombre del bebé.

Mi amigo Chris tuvo hace poco una cita con una chica llamada Molly y... fue todo lo contrario a la situación recién descrita. Molly y Chris se conocieron por internet y llevaban un par de semanas enviándose mensajes de texto. A través de los mensajes, todo era genial: chistes, bromas, emoticonos, lo tenían todo.

Cuando por fin quedaron para su primera cita, Chris tenía unas expectativas muy altas. Anhelaba causar una buena impresión, pero estaba muy nervioso. Y no tardó en desarrollarse un ciclo terrible.

Todo empezó de forma inocente. Chris hizo una broma, pero

Molly no se rio. Lo que hizo que se sintiese un poco más ansioso. Así pues, contó una historia que se alargó demasiado, mientras Molly empezaba a agitarse y a mirar su reloj. Entonces Chris se asustó de verdad. El pánico le nubló el juicio y cometió el peor pecado de la primera cita: se lanzó a narrar la historia épica de su última ruptura. Pronto Molly estaba mirando a su alrededor como un pasajero del *Titanic* buscando un bote salvavidas.

Cuanto más nervioso se ponía Chris, peor se sentía Molly; y, cuanto peor se sentía Molly, más nervioso estaba Chris. El ciclo prosiguió hasta que el camarero trajo misericordiosamente la cuenta.

Esto es lo que se denomina un bucle de *feedback*, en el que un comportamiento y la respuesta a ese comportamiento generan un ciclo interminable. El dolor y el miedo permanecen atrapados en un bucle de *feedback* similar que hace que el dolor neuroplástico se vuelva crónico. Así es como ocurre:

1. El dolor desencadena sentimientos de miedo.
2. El miedo pone al cerebro en alerta máxima, lo que provoca más dolor.
3. Lo que conduce a más miedo.
4. Lo que provoca más dolor.

Cuanto más miedo le tengamos al dolor, más probable será que nuestro dolor se bloquee y permanezca de ese modo. Es una espiral descendente a la que denominamos el ciclo de dolor-miedo.[21]

YO Y MI RODILLA (Y EL MIEDO) SOMOS TRES

Mucho antes de conocer el ciclo de dolor-miedo, yo ya estaba instalado en él. Uno de mis principales problemas era el dolor en la rodilla izquierda. El dolor comenzó siendo leve, pero al haber lidiado con un dolor de espalda crónico, me suscitaba mucho miedo. Enseguida me consumían los pensamientos de temor: «¿Y si el dolor no desaparece? ¿Y si la rodilla empeora? ¿Y si no puedo bailar?». (Odio bailar, pero los pensamientos de miedo son bastante irracionales).

Empecé a tratar mi rodilla como si fuera de cristal. Siempre que me sentaba, ponía la pierna en alto. Tenía cuidado de no cargar nunca demasiado peso en ese lado. Pensaba de continuo en mi rodilla, me obsesioné con ella, la escudriñaba en busca de la más mínima punzada. Me hallaba en estado de máxima alerta.

Pero, cuanto más me concentraba en la rodilla, más miedo sentía. Y, cuanto más miedo sentía, más atención prestaba a mi rodilla. Y sorpresa, sorpresa, la rodilla me seguía doliendo.

Mi miedo al dolor crónico hizo que mi dolor se convirtiese en crónico.

LOS OTROS NOMBRES DEL MIEDO

Muchos de mis pacientes se relacionan de inmediato con el concepto de miedo. Sienten miedo de su dolor y desean explorar esa dinámica. He tenido otros pacientes que no se identifican con la palabra «miedo». No porque no lo tengan, sino porque lo llaman de otra manera.

Una paciente decía que no era realmente miedo lo que sentía en torno a su dolor, sino frustración. Otro paciente señaló que experimentaba sobre todo desesperación. Estos sentimientos parecen diferentes del miedo, pero están dentro del mismo paraguas.

Cuando hablo de emociones con mis pacientes, les planteo una sencilla pregunta: «¿Este sentimiento hace que su cerebro sienta más o menos peligro?». Si la respuesta es «más peligro», entonces es una forma de miedo. Así pues, cuando hablo de miedo al dolor, incluyo en ese concepto frustración, desesperación, estrés, angustia, ansiedad, desmoralización, tristeza y cualquier otra cosa que nos ponga en alerta máxima.

LA PERSPECTIVA DEL PACIENTE

El dolor comenzó a partir de mi cuarenta cumpleaños. Era un gran acontecimiento, pero yo no estaba donde pensaba que estaría en la vida. Estaba divorciada y sin pareja, mis hijos se hacían mayores y tenía el temor profundo de quedarme sola durante el resto de mi vida.

Por supuesto, en ese momento, no me daba cuenta de que cumplir cuarenta años era lo que provocaba mi dolor. Creía que me dolía la espalda porque había trabajado demasiado en el jardín el día anterior. Durante los años siguientes, intenté todo tipo de cosas: fui al quiropráctico, probé con un fisioterapeuta, practiqué yoga. Luego experimenté con un tipo de yoga distinto con la esperanza de que actuara más profundamente sobre mis músculos, hasta que me rendí y me dije: «Ahora esto forma parte de mí».

Padecer dolor era deprimente e hizo que cambiase mi actitud. Antes de que comenzara el dolor, era una persona positiva, optimista, extrovertida y a la que le encantaba divertirse. Pero después, en ocasiones incluso me era difícil sonreír. Todo se cubrió con una niebla gris.

Tengo un umbral de dolor bastante elevado. No hay muchas cosas que me asusten. Y no diría que tuviese miedo del dolor. Era más bien que me sentía vencida. Intenté muchas cosas diferentes, pero era como dar contra una pared de ladrillos una y otra vez, un callejón sin salida tras otro. Me sentía derrotada.

Cuando supe de la existencia del dolor neuroplástico, empecé a percibir el dolor de otra manera. Al principio no tenía esperanzas, porque creía que no iba a cambiar. Pero, a la postre, cuando dispuse de las herramientas apropiadas, me di cuenta de que tenía el control y de que no tenía por qué ser de esa manera. Pasé de sentirme a merced del dolor a experimentar que tenía de nuevo el poder.

LINDSAY

ROMPER EL CICLO DEL DOLOR-MIEDO

Recapitulando, cuando padecemos dolor neuroplástico, el miedo que nos suscita refuerza la idea de que es peligroso, con lo que el dolor persiste. Lo que lleva a más miedo. Lo que conduce a más dolor. Y el ciclo prosigue una y otra vez.

Tanto si llevamos meses, años o décadas padeciendo dolor, hay una forma sencilla y directa de romper este ciclo. Lo que tenemos que hacer es eliminar el miedo.[22] Necesitamos enseñarle al cerebro que el dolor no es peligroso. Este es el primer objetivo de la terapia de reprocesamiento del dolor. «Reprocesar» significa cambiar la forma en que nuestro cerebro interpreta el dolor.

Por supuesto, superar el miedo al dolor es más fácil de decir que de hacer. El dolor es aterrador. Es difícil no tener miedo a algo que nos duele. Pero, si podemos responder sin miedo, calmaremos nuestro cerebro, identificaremos la falsa alarma y desactivaremos nuestro dolor.

En los capítulos 4-6, mostraremos algunas técnicas probadas para desactivar las señales de peligro y romper el ciclo de dolor-miedo. Sin embargo, eso es solo el principio, porque no solo aspiramos a cambiar la relación con el miedo que nos suscita el dolor, sino cambiar la relación que mantenemos con cualquier tipo de temor.

PATATAS, PASTEL DE CALABAZA Y DOLOR

Cada día de Acción de Gracias, cuento con la presencia de tres cosas: un montón de pavo, toneladas de fútbol y media docena de mis pacientes que me llaman porque su dolor se ha recrudecido. Pasar tiempo con la familia es estupendo, pero también puede causar mucho estrés. Nuestros primos beben demasiado, nuestros hermanos discuten sobre política, nuestra madre nos pide (otra vez) que le enseñemos a imprimir un archivo adjunto de correo electrónico.

Es demasiado para que lo gestionemos, pudiendo ponernos en un estado de alerta máxima que magnifica las señales de peligro y empeora nuestro dolor. Al igual que vamos a centrarnos en el miedo que rodea a nuestro dolor, abordaremos estos tipos más generales de miedo y estrés. Este es el segundo objetivo de la terapia de reprocesamiento del dolor: fomentar una sensación general de seguridad. Al «bajar el volumen» del peligro, neutralizamos de raíz el dolor neuroplástico. En los capítulos 7-9, mostraremos estrategias específicas que nos ayudarán a pasar de la alerta máxima a la alerta mínima, incluso durante el día de Acción de Gracias.

¿QUÉ ES LO SIGUIENTE?

Lo más probable es que, si el lector lee estas palabras, esté sufriendo y dándose cuenta de que la vieja forma de hacer las cosas no funciona. Estoy aquí para ofrecer una nueva manera de abordar la situación. He descrito la neurociencia del dolor. He explicado cómo este se vuelve crónico. He señalado que el miedo es el combustible del dolor neuroplástico. Ahora ha llegado el momento de hacer algo al respecto.

Tenemos toda la información general que necesitamos. El resto de este libro trata sobre la curación de nuestro dolor. Voy a proporcionar las herramientas que necesitamos para romper el ciclo de dolor-miedo. Aprenderemos el modo de utilizarlas y en qué momento.

Como antiguo enfermo de dolor crónico, conozco este tipo de lucha. Sé que probablemente hayamos pasado por mucho para llegar hasta aquí. Sin embargo, quiero que el lector albergue esperanza. Conozco el poder de la terapia de reprocesamiento del dolor. Ha sido validada por rigurosos estudios científicos. Ha ayudado a mis pacientes. Me ayudó a mí. Y si usted padece dolor neuroplástico, sé que también le ayudará.

Así pues, empecemos.

CAPÍTULO 4
ADOPTAR UNA NUEVA PERSPECTIVA

ERAN LAS NUEVE DE LA NOCHE, hora de California, lo que significaba que era medianoche en Michigan. Miré mi teléfono. Pensé en llamar al día siguiente, pero me sentía desesperado. No podía aguardar, de manera que empecé a marcar.

En diciembre de 2008, llevaba un par de años sin padecer dolor. De nuevo, la vida me sonreía... hasta la noche en que sufrí el accidente. Había disfrutado de un día estupendo antes de eso: almorcé con un amigo, hice ejercicio en el gimnasio y fui a ver esa película en la que Brad Pitt envejece hacia atrás (alerta de *spoiler*: muere de viejo siendo un bebé).[1]

Mientras esperaba para salir del aparcamiento del cine, vi que un coche se dirigía directamente hacia mí. Toqué el claxon, pero era demasiado tarde. Se estrelló contra la puerta del lado del pasajero.

El conductor se disculpó mucho y me aseguró que su compañía de seguros me arreglaría el coche. Solo había un pequeño problema: mi espalda se retorcía de dolor.

Cuando llegué a casa, estaba a punto de entrar en pánico: «¿El accidente me había lesionado la columna vertebral O solo era el dolor neuroplástico asomando su fea cabeza?».

Era muy tarde, me dolía y me sentía aterrorizado. Así pues, hice lo que cualquier persona razonable hubiese hecho. Llamé a uno de los principales expertos del mundo en el diagnóstico del dolor.

Tal vez recordemos al doctor Howard Schubiner,[2] quien ha aparecido en una sección anterior de este libro. Él fue quien valoró a los pacientes del estudio sobre el dolor de espalda, llevado a cabo en Boulder, para determinar si su dolor era de origen neuroplástico o estaba causado por problemas estructurales. El doctor Schubiner es un médico colegiado de medicina interna y fundador del programa Mind Body Medicine en el Providence Hospital en Michigan. No solo es brillante y perspicaz, sino que lo mejor de todo es que no desconecta el teléfono cuando se va a dormir.

Doctor Schubiner [*aturdido*]: ¿Hola?

Yo: ¡Howard, necesito su ayuda! Un coche ha chocado contra el lado del lado del pasajero de mi vehículo y ahora mi espalda me está matando. No estoy seguro de si el dolor es neuroplástico o estructural.

Doctor Schubiner [*alarmado*]: ¿A qué velocidad iba el otro coche?

Yo: A poco más de ocho kilómetros por hora.

[*El doctor Schubiner rompe a reír*].

Yo: ¿No cree que iba lo bastante rápido como para causar daños estructurales en mi espalda?

Doctor Schubiner: Alan, no creo que fuera lo suficientemente rápido ni para mover las moléculas de agua de su cuerpo.

A día de hoy, no tengo ni idea de qué tienen que ver las moléculas de agua con todo esto, pero me sentí tranquilizado. Mi cerebro se calmó y, en el curso de las dos horas siguientes, mi dolor de espalda se disipó por completo.

LA MORALEJA DE LA HISTORIA

¿Qué podemos aprender de mi accidente automovilístico, además del hecho de que Howard Schubiner es un tipo realmente agradable? Después del accidente, desarrollé dolor... lo que me llevó al miedo, el cual me hizo experimentar más dolor. Volví a caer en el ciclo del dolor-miedo.

Pero no solo tenía miedo al dolor, sino que me asaltaba un miedo muy concreto: que el dolor fuese causado por un problema físico en mi espalda. Me asustaba el dolor porque creía que significaba que había sufrido una lesión o daño en mi cuerpo.

Y este es el miedo exacto que alimenta el dolor neuroplástico.[3] Cuando sentimos dolor, naturalmente concluimos que existe una causa física.

Tal vez creamos que se trata de una inflamación, de un tejido cicatricial o de una artritis. Quizá pensemos que es un problema discal, un problema de nervios o una desviación de la columna vertebral. Es posible que sospechemos que se debe a la mala postura, la debilidad muscular o la carencia de vitaminas. Con independencia de los detalles, en un nivel básico, todos los pacientes con dolor crónico están atenazados por el mismo temor: «Tiene que haber algo en mi cuerpo que está causando esto».

Y, cuando el cerebro cree que el cuerpo está dañado, responde con dolor.

Pero, en el caso de que asumamos una creencia diferente –es decir, que el dolor se debe a que nuestro cerebro ha cometido un error y que el cuerpo se encuentra perfectamente–, entonces el miedo desaparece. Y, poco después, también se esfuma el dolor.[4] Lo que nos lleva de nuevo a mi accidente automovilístico. Una vez que el doctor Schubiner me explicó que la colisión no podía haber causado un problema físico en mi espalda, el miedo desapareció. Seguí sintiendo dolor durante un tiempo, pero lo enfoqué de otra manera. Sabía que era una falsa alarma.

Al suprimir el miedo, había eliminado el combustible del dolor. En pocas horas, mi cerebro dejó de malinterpretar el dolor como algo peligroso, y el dolor desapareció.

Para eliminar el dolor neuroplástico, tenemos que aceptar primero que no existe problema físico alguno. Es posible. Yo lo he hecho y he ayudado a mis pacientes a conseguirlo. Pero no es fácil. Y, para ello, existen tres barreras principales que debemos superar.

Barrera 1: biología

A muchos de mis pacientes les cuesta creer que su dolor esté causado por su cerebro. Aunque lo crean lógicamente, sienten a nivel visceral que hay algo en su cuerpo que no funciona de la manera adecuada.

Y eso sucede por una sencilla razón: la biología. A lo largo de millones de años de evolución, nos hemos acostumbrado, para protegernos, a relacionar el dolor físico con las lesiones físicas.

¿Qué sucedería si careciésemos de este instinto biológico? Pues preguntémosle a Pete Reiser.

Pete Reiser fue uno de los mejores jugadores de béisbol de todos los tiempos, pero hay una razón por la que el lector nunca ha oído hablar de él. Su carrera terminó antes de empezar. Pete tenía todo lo que se puede desear en un jugador de béisbol: potencia, velocidad, un apodo genial [Pete el Pistola]... Sin embargo, una cosa que no tenía era sentido común.

Cuando Pete se lesionaba, seguía jugando. Se rompió el brazo y siguió lanzando durante semanas. Se fracturó el tobillo y bateó al día siguiente. No importaba la gravedad de la lesión, Pete se negaba a permitir que su cuerpo se curase, y su carrera como jugador se vio finalmente truncada.[5]

Estamos acostumbrados a relacionar el dolor con las lesiones físicas para evitar precisamente ese problema. Cuando nos lesionamos, sabemos que debemos dar tiempo a nuestro cuerpo para que se cure y, después, estaremos como nuevos.

Pero, en el caso del dolor neuroplástico, este instinto biológico nos impide recuperarnos. Nuestro cerebro nos dice: «¡Algo va mal en tu cuerpo!». Aunque no sea así.

Para superar esta barrera, tenemos que adoptar una perspectiva que es contraria a la intuición: «Mi dolor me lleva a experimentar que padezco una lesión física, pero en realidad es una falsa alarma».

Barrera 2: respuestas condicionadas

A finales de la década de 1960, el cómico Steve Martin estaba en la cima del mundo. Su carrera despegaba, ganaba mucho dinero y tenía muchas citas románticas. Pero una noche, todo se vino abajo. Estaba con sus amigos cuando, de repente, sufrió un ataque de pánico. «Mi corazón empezó a acelerarse –señaló– por encima de las doscientas pulsaciones por minuto. La saliva se secó en mi boca tan completamente que no podía mover ni la lengua».

Aunque al día siguiente se sentía mejor, esa misma noche padeció otro ataque de pánico.[6]

Su cerebro había desarrollado una desafortunada conexión: asociaba la noche con la ansiedad, una asociación que perduró meses. Durante el día se encontraba bien, pero en cuanto se ponía el sol, era un desastre. A esto se le llama respuesta condicionada: su cerebro conectaba un síntoma físico con un desencadenante neutral.

Evolutivamente hablando, las respuestas condicionadas son útiles. Si comemos una baya venenosa y enfermamos, nuestro cerebro crea una asociación. Crea una señal de peligro y, después, el mero hecho de oler esa baya nos genera náuseas. Las respuestas condicionadas nos protegen de la repetición de comportamientos peligrosos.

Pero ¿y si esa baya no fuera venenosa? ¿Y si por casualidad hubiésemos cogido un virus estomacal poco después de comerla? Nuestro cerebro, que no quiere correr ningún riesgo, crearía la asociación de todos modos y pondría una señal de peligro en un alimento que, de hecho, no es peligroso.

Este tipo de respuesta condicionada, muy común en las personas aquejadas de dolor neuroplástico, ocurre cuando el dolor se vincula con una determinada postura o actividad física.[7] El dolor no está causado por la postura o la actividad en sí, sino que es el cerebro el que crea la asociación entre ambas. Y esta asociación nos induce a creer que hay algo estructuralmente incorrecto en nuestro cuerpo.

Durante la época en que padecía dolor crónico, desarrollé una serie de respuestas condicionadas. Cuando me dolía la rodilla, caminar era el desencadenante de dicho dolor. Si me dolía el hombro, me dolía solo por ponerme la chaqueta. Cuando me dolía el cuello, no podía girar la cabeza hacia la izquierda (lo que hacía que cambiar de carril en la autopista fuese especialmente complicado).

Sin embargo, la peor respuesta condicionada de todas era sentarse. A los pocos minutos de sentarme, me empezaba a doler la espalda. Cuanto más tiempo permanecía sentado, peor era el dolor. Y además era muy específico. Las sillas duras eran peores que las blandas. Las sillas bajas eran peores que las altas. Y eso por no hablar de los bancos.

Me convertí en un experto en sillas. Sabía las sillas de qué cines eran las más cómodas. Sabía qué restaurante tenía los mejores asientos. (Respuesta: Makai Lounge..., muy altas y cómodas).

Pero, en realidad, las sillas en sí no eran las que me causaban el dolor de espalda, por más que así me pareciese. Mi
cerebro simplemente había creado una determinada conexión
(sentarse = peligroso). Las sillas me provocaban dolor, no porque ejercieran presión sobre mi columna vertebral, sino porque
mi cerebro había desarrollado esa asociación. No había nada
intrínsecamente malo en la noche que causara la ansiedad de
Steve Martin, tampoco había nada intrínsecamente malo en las
sillas que originase mi dolor, sino que ambos teníamos respuestas condicionadas muy arraigadas.

¿Cómo sé que se trataba de una respuesta condicionada y
no eran las sillas las causantes de mi dolor? Porque ahora puedo
sentarme en cualquier tipo de silla durante largos periodos sin
experimentar malestar alguno. Mi espalda no ha cambiado. Las
sillas no han cambiado. Lo único que ha cambiado es que he des-
aprendido la respuesta condicionada.

Las respuestas condicionadas hacen que sea difícil creer que
el dolor está causado por nuestro cerebro. Si nos duele la espalda cada vez que nos sentamos, tiene sentido pensar que es el hecho de estar sentado lo que nos hace sufrir. Al fin y al cabo, todo
lo que hemos aprendido sobre causa y efecto nos confirma que
esa es la respuesta.

Si padecemos dolor neuroplástico, no es el hecho de estar
sentado, de estar de pie o de caminar lo que causa el dolor, sino
que se trata de una respuesta condicionada.[8] Nuestro cerebro
ha desarrollado una asociación entre una determinada postura
o actividad y la aparición del dolor. No obstante, al igual que estas asociaciones son algo que aprendemos, también pueden des-
aprenderse.

Barrera 3: diagnósticos médicos

La medicina moderna se basa en el denominado modelo biomédico, centrado en el tratamiento de la enfermedad mediante la búsqueda de una única causa estructural y su reparación.

Cuando padecemos una lesión, el modelo biomédico es muy útil. Por ejemplo, imaginemos que nos lesionamos la muñeca intentando hacer un mate en una canasta de baloncesto infantil (no se rían, le puede ocurrir a cualquiera). En primer lugar, el médico nos hará una radiografía de la zona para asegurarse de que no hay fractura. Luego nos examinará para determinar la gravedad del esguince. Por último, nos recetará una muñequera para inmovilizar la muñeca durante varias semanas y permitir que se cure: un punto a favor de la medicina moderna.

Pero, en el caso del dolor crónico, el modelo biomédico suele ser más perjudicial que lo contrario. La formación de los médicos los adiestra para localizar causas estructurales.[9] Y, cuando buscan problemas estructurales, es muy probable que encuentren algunos, aunque no sean los que en realidad causan el problema.

Son muchos los enfermos de dolor crónico que han recibido diagnósticos médicos:[10] enfermedad degenerativa del disco, lesión por esfuerzo repetitivo, fibromialgia, etcétera. La lista es interminable.

En ocasiones, estos diagnósticos son muy tranquilizadores. Es terrible padecer dolor y desconocer la causa. La incertidumbre es abrumadora. Y por eso proporcionar una explicación para los síntomas supone un enorme alivio. Sin embargo, este tipo de diagnósticos médicos presenta el inconveniente de que refuerza la idea de que algo no funciona de la manera adecuada en nuestro cuerpo, aunque en realidad no sea así.[11]

Aunque ya lo hemos mencionado en el capítulo 2, merece la pena repetirlo: la mayoría de los dolores crónicos son de carácter neuroplástico. Si bien podemos padecer desgaste y sufrir lesiones, nuestro cuerpo es bastante robusto y resistente.

LA PERSPECTIVA DEL PACIENTE

Sufría dolores de todas clases. Me dolían las rodillas, los pies, la caja torácica y el hombro. Pero el dolor que no me dejaba dormir era el de las muñecas. Iba de médico en médico, intentando averiguar qué me ocurría en las muñecas. La mayoría de ellos me dijeron que se trataba de una tendinitis.

Internet era mi peor enemigo. Entraba en páginas web sobre tendinitis que decían que había que ponerse hielo en las muñecas durante dos horas al día, y que, si seguía usando las muñecas, deterioraría todavía más los tendones. Me preocupaba mucho que la situación empeorase.

Era incapaz de pensar en otra cosa. No podía hablar de nada más. Ya no podía conectar con mis amigos. Me sentía completamente aislada. Mi vida se había detenido. Tenía que dedicar toda mi atención y mi energía a mejorar. Parecía que me había metido en arenas movedizas.

Cuando me enteré de que era mi cerebro el causante de mi dolor, pensé: «Eso tiene bastante sentido y me hace sentir muy motivada». Pero también había una parte de mí que decía: «Pero ¿qué ocurrirá si esto no funciona y empeoro?».

Fue difícil abandonar estas creencias estructurales porque las había estado reforzando durante tres o cuatro años. Me costó un par de meses de incertidumbre y de vacilaciones antes de estar en condiciones de aceptar que a mi cuerpo no le ocurría nada malo.

Una vez que esa creencia se afianzó de verdad, resultó increíblemente liberadora. Incluso antes de que el dolor desapareciera por completo, me sentí liberada y fuerte.

> Volví a la escuela, empecé a conducir de nuevo, asistí otra vez a clase… Recuerdo que un día, sentada en la cafetería, pensé: «Estoy de nuevo en el mundo. Esto es increíble. Vuelvo a ser persona. Vuelvo a ser una persona completa».
>
> EMMET

Superación de barreras

Estas tres barreras dificultan la aceptación de que nuestro dolor es neuroplástico y refuerzan la creencia de que el dolor crónico proviene de nuestro cuerpo, manteniéndonos atrapados en el ciclo del dolor-temor.

Por suerte, existe una solución para superar estas barreras: la evidencia. Cuantas más pruebas tengamos de que no le ocurre nada malo a nuestro cuerpo, más fácil será creer que el responsable es el cerebro.

Y el tipo de prueba más convincente es que el dolor no se atenga a su patrón habitual. Lo descubrí en un escenario bastante improbable.

BUSCAR EXCEPCIONES

Padecí dolor de espalda crónico durante dos largos años. Durante ese tiempo, visité a un equipo de médicos, fisioterapeutas, quiroprácticos y acupuntores. Pero el equipo que más me ayudó fue el de Los Ángeles Lakers.

En abril de 2006, asistí a un partido de baloncesto. Estar sentado siempre me resultaba doloroso, pero no iba a perderme el partido de los Lakers de mi ciudad contra los Phoenix Suns en los *playoffs*. ¡Y menudo partido! En el último cuarto de hora, los Lakers lograron una emocionante remontada y encestaron un tiro en el límite del tiempo reglamentario para llevar el partido a la prórroga. El público enloqueció. La prórroga fue aún más emocionante, y lograron *otro* tiro en el último segundo que les hizo ganar el partido.

¡Fue un auténtico estruendo!

Sin embargo, no había nadie en el estadio más emocionado que yo, porque por primera vez en dos años, podía estar sentado sin experimentar ningún dolor.

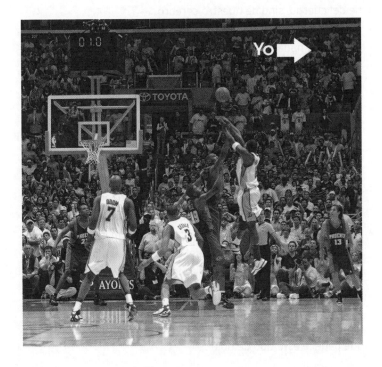

A veces, cuando disfrutamos del momento, privamos a nuestro dolor de su única fuente de combustible: el miedo. Estaba tan absorto en el juego que desactivé las señales de peligro en mi cerebro sin ni siquiera darme cuenta de ello. En otras palabras, ¡los Lakers me distrajeron del ciclo de dolor-miedo!

Acababa de obtener la primera prueba de que estar sentado no era la causa de mi dolor. ¿Cómo podía serlo? Llevaba tres horas sentado y sentía que a mi espalda no le pasaba nada.

Esto es lo que se denomina excepción, es decir, un caso en el que el dolor se comporta de manera diferente a como lo haría si realmente estuviera causado por un problema físico. Encontrar excepciones hace que sea más fácil creer que el dolor no proviene del cuerpo, sino de nuestro cerebro.

Si ya disponemos de algunas excepciones, ¡genial! Si no, tampoco pasa nada. A medida que practiquemos las técnicas de la terapia de reprocesamiento del dolor, empezaremos a descubrir nuestras propias excepciones.

RECOPILAR PRUEBAS

Además de las excepciones, existen otras maneras de obtener pruebas de que nuestro dolor carece de un origen físico.

¿Parece que el dolor fluye y refluye en función de nuestro grado de estrés? ¿Cómo empiezan los síntomas? ¿De manera repentina?

¿El dolor persiste más allá del periodo normal de curación?

Estos síntomas (hay una lista más exhaustiva en el apéndice) nos ayudarán a construir un argumento convincente de que nuestro dolor es neuroplástico. Animo al lector a que repase sus propias experiencias para ver si encuentra pruebas que determinen que padece este tipo de dolor.

Para mostrar el proceso de recopilación de pruebas, exponemos ahora los casos de dos pacientes: Rebecca y Barry.

Rebecca

Rebecca era estudiante de último año de universidad con una sólida ética de trabajo, un futuro prometedor y una obsesión ligeramente insana con su perro.

Unos meses antes de su graduación, a Rebecca empezaron a dolerle las muñecas. Eso se convirtió en una lucha diaria que no tardó en convertir en una respuesta condicionada el hecho de teclear. Cuanto más tiempo escribía, más empeoraba el dolor (una situación nada ideal para una estudiante universitaria). Adquirir un escritorio y un teclado ergonómicos no mejoró en absoluto la situación.

En el momento en que llegaron los exámenes finales, estaba inmersa en el ciclo del dolor-miedo. Pasó los dos años siguientes aterrorizada por tener que teclear, buscando un raro trabajo que no incluyese el uso del ordenador. Cuando me reuní por primera vez con Rebecca, empezamos a buscar pruebas de que su dolor era neuroplástico. Por desgracia, no había excepciones (teclear *siempre* le causaba dolor), de manera que seguimos investigando.

Esto es lo que se nos ocurrió:

Primero, no padecía ningún tipo de lesión que precediera a la aparición del dolor. Sus síntomas surgieron de la nada un buen día, lo cual es bastante común en el caso del dolor neuroplástico.

Segundo, el dolor apareció en un momento muy estresante. Estaba a punto de graduarse y no tenía ni idea de lo que quería hacer con su vida (aparte de actualizar el Instagram de su perro.)

Tercero, tenía un historial de dolor de cuello y de rodilla. Estos dolores perduraron meses. Múltiples síntomas no relacionados son indicativos de dolor neuroplástico.

Cuarto, ambas muñecas empezaron a dolerle al mismo tiempo. ¡Eso es tremendo! Aparte de una lesión o enfermedad, cuando dos síntomas aparecen como reflejados por un espejo (las dos manos, los dos pies, etcétera), eso es un indicio claro.

Con estas cuatro evidencias, llegamos a la conclusión de que su dolor era neuroplástico.

Barry

El dolor de Barry comenzó con una lesión bastante extraña. Estaba esperando un taxi a la salida del bar y un borracho al que no conocía le propinó un puñetazo.

Le rompió dos dientes.

Aunque el culpable fue detenido y pagó las facturas dentales de Barry, el daño estaba hecho. Barry desarrolló un dolor en la boca que perduró durante los siguientes seis años.

Barry estaba decidido a descubrir la causa de su dolor. Visitó a dentistas, cirujanos orales y neurólogos. En consecuencia, le diagnosticaron dolor miofascial, neuralgia del trigémino y síndrome de boca ardiente (¡vaya!).

Cuando conocí a Barry, había probado todos los tratamientos imaginables, desde férulas dentales hasta endodoncias, por lo cual era comprensible que le resultase difícil creer que su dolor era neuroplástico: todos los diagnósticos que le habían dado y los tratamientos que había recibido reforzaban la creencia de que su dolor tenía una causa física.

Así pues, empezamos recabando evidencias.

Y esto es lo que descubrimos:

En primer lugar, a pesar de sus muchos diagnósticos, su boca se había curado. A lo largo de los años, Barry se sometió a radiografías, resonancias magnéticas y tomografías computarizadas, y todas ellas mostraban que no había ningún signo discernible de daño.

En segundo lugar, su dolor era mucho más soportable por las mañanas. Cuando los síntomas siguen un patrón en el que son mejores o peores dependiendo de la hora del día, eso apunta a la presencia de un dolor neuroplástico.

Y, en tercer lugar, está el incidente relacionado con Tony Robbins.

Esta es casi mi prueba favorita de todos los tiempos.

Hace un par de años, Tony Robbins, reconocido conferenciante motivacional, dio una charla en un retiro corporativo al que asistió Barry. El discurso fue tan convincente y tan lleno de esperanza que el dolor de Barry desapareció por completo. Durante dos semanas enteras no experimentó dolor alguno.

Aunque sus síntomas volvieron, aquello fue una gran prueba. Al igual que ocurrió con mi experiencia en el partido de los Lakers, el incidente de Tony Robbins supuso una excepción que nos permitió concluir que no había ningún daño físico en la boca de Barry.

Reforzar la evidencia

Tanto Rebecca como Barry tenían suficientes pruebas como para determinar que su dolor era neuroplástico. Pero, en ocasiones, no basta con tener pruebas concluyentes.

La noche de mi experiencia mágica con los Lakers, recuerdo haber pensado: «Ahora sé que mi dolor es neuroplástico. Soy libre». Luego, a la noche siguiente, salí a cenar y, en cuanto me senté, me empezó a doler la espalda. Fue como si mi epifanía escapara volando por la ventana.

Por más evidencias que tengamos, resulta difícil tenerlas en cuenta cuando nos hallamos en un estado de dolor. Así pues, no tenemos que limitarnos a reunir pruebas, sino que debemos reforzarlas. A algunos de mis pacientes les gusta escribir una hoja de evidencias: una lista de todas las pruebas que demuestran que padecen dolor neuroplástico. A modo de ejemplo, aquí están las hojas de evidencias creadas por Rebecca y Barry:

Rebecca

1. El dolor surge de la nada.
2. El dolor aparece cuando estoy muy estresada.
3. Tengo síntomas en múltiples zonas de mi cuerpo.
4. El dolor comienza en ambas muñecas al unísono (ibuen intento, cerebro!).

Barry

1. La tomografía computarizada muestra que la boca está completamente curada.
2. El dolor mejora por las mañanas.
3. Tras la charla de Tony Robbins, no experimenté dolor durante dos semanas.

Si creemos que nos resultará de alguna utilidad, creemos nuestra propia hoja de evidencias. Lo mejor es revisarla cuando dudemos de si nuestro dolor es neuroplástico. Cuanto más reforcemos la idea de que nuestro dolor no es peligroso, más fácil será creerlo. Y, cuanto más lo creamos, más sencillo nos resultará salir del ciclo de dolor-miedo.

En el siguiente capítulo, aprenderemos en qué consiste el seguimiento somático, la técnica más poderosa de la terapia de reprocesamiento del dolor. Aunque se trata de una habilidad simple, es muy eficaz para cambiar la relación que el cerebro mantiene con el dolor.

CAPÍTULO 5
EL SEGUIMIENTO SOMÁTICO

LA PRIMERA VEZ QUE VI EL MAGO DE OZ, me fascinó.[1] La película, que combina de algún modo tornados, brujas y monos voladores, hizo volar mi mente cuando tenía siete años.

En la película, Dorothy y su grupo variopinto viajan a la Ciudad Esmeralda, donde conocen al mago, que se hace llamar el Grande y Poderoso Oz, y realmente parece grande y poderoso. Es una gigantesca cabeza flotante, rodeada de llamas, con una voz atronadora. Nuestros héroes se sienten aterrorizados por él, hasta que Toto, el adorable perro de Dorothy, descorre una cortina y revela que el mago no es más que un viejo que utiliza efectos especiales para parecer grande y aterrador.

Ese es el argumento de *El mago de Oz*, pero también el argumento de la terapia de reprocesamiento del dolor. El dolor neuroplástico nos parece grande y poderoso. Y, ciertamente, duele como si fuera así. Parece aterrador, como si estuviera causado por algo peligroso en nuestro cuerpo. Pero, en realidad, no es peligroso. Una vez que percibimos que es un error cometido por nuestro cerebro, pierde su poder. Para descorrer la cortina del dolor neuroplástico, necesitamos ser como Toto. Tenemos que investigar nuestro dolor sin miedo. Y la forma en que lo hacemos se denomina «seguimiento somático».[2]

EL SEGUIMIENTO SOMÁTICO EN ACCIÓN

La manera más sencilla de explicar el seguimiento somático es utilizando un ejemplo. Así pues, voy a relatar un ejercicio de seguimiento somático que hice con una paciente llamada Janet. Haré pausas en el camino para explicar lo que hicimos y por qué.

Janet padecía un dolor de espalda crónico que se resistía a todo tratamiento médico. Aunque había probado fisioterapia, ajustes quiroprácticos e inyecciones de esteroides, nada la ayudaba. En nuestra primera sesión, le expliqué el modo en que el cerebro malinterpreta las señales seguras del cuerpo como si fueran peligrosas. Tras revisar las pruebas, determinamos que Janet padecía dolor neuroplástico. Y, una vez que ella comprendió el origen de su dolor, estuvo preparada para poner en práctica el seguimiento somático.

> **Yo:** Sé que le duele la parte baja de la espalda. ¿Le duele ahora mismo?
>
> **Janet:** Sí.
>
> **Yo:** De acuerdo, en realidad eso es algo positivo, porque lo que queremos es explorar su dolor. Así pues, me gustaría que se pusiera cómoda... Cierre los ojos... y lleve su atención a la espalda. Todo lo que vamos a hacer es explorar la sensación de dolor en la espalda. No tiene que deshacerse del dolor, no tiene que cambiarlo, solo debe observarlo. ¿Cómo describiría la cualidad de la sensación? ¿Opresión? ¿Hormigueo? ¿Sensación de calor?

Janet: Como una sensación de tirantez... y una especie de pulsación.

El primer componente del seguimiento somático es el mindfulness. Mucha gente asocia el mindfulness con la meditación o la filosofía oriental, pero en realidad es algo bastante menos complicado. Jon Kabat-Zinn, quien ha contribuido a popularizar el mindfulness en Occidente, lo define como «Prestar atención de manera intencional al momento presente, sin juzgar».[3]

Y eso es exactamente lo que Janet hace en este momento: prestar atención a su dolor, pero sin agendas y sin juicio alguno.

El mindfulness no es complejo, pero sin duda es bastante poderoso. Cuando prestamos atención a nuestro dolor de manera consciente, lo estamos observando sin miedo. Los neurocientíficos han demostrado que el mindfulness incrementa la sensación de seguridad al desactivar los circuitos cerebrales del miedo,[4] lo cual interrumpe el ciclo de dolor-miedo y ayuda a nuestro cerebro a interpretar correctamente las señales.[5]

Yo: Mientras explora la sensación de tensión y pulsación en la espalda, recuerde que no hay nada que temer. El dolor neuroplástico es de hecho una sensación segura. Solo es su cerebro el que reacciona de manera exagerada a las señales neutras y de prevención que emite su cuerpo.

Janet: De acuerdo.

Nuestro objetivo es prestar atención al dolor sin experimentar temor alguno, lo cual no resulta nada fácil cuando hemos temido el dolor durante largo tiempo. El segundo componente del seguimiento somático consiste en enviar mensajes de seguridad al cerebro. Los científicos han demostrado que la técnica que exponemos a continuación, conocida como reevaluación de la seguridad, disminuye de manera significativa el miedo.[6]

En este punto, le recuerdo a Janet que su dolor no es peligroso. No hay nada que temer, sino que solo es un malentendido que se produce entre el cerebro y el cuerpo. Y, reforzando la idea de que las sensaciones son seguras, empezamos a disipar el malentendido.

¿Recuerda el lector las pruebas que habíamos empezado a recopilar en el último capítulo? Eso nos será de gran ayuda en el seguimiento somático. Cuantas más pruebas recopilemos, más auténticos y eficaces serán nuestros mensajes de seguridad.

> **Yo:** ¿Qué percibe que ocurre con la sensación en su espalda cuando se concentra en ella? ¿Se intensifica o disminuye? ¿Se extiende o se contrae? ¿Se mueve o permanece exactamente igual? ¿Cambia la cualidad de la sensación?
>
> **Janet:** Todavía hay pulsación, pero se ha extendido más. Es más difusa en este momento.
>
> **Yo:** Eso está muy bien. Recuerde que cualquier cosa que ocurra con la sensación es correcta. Porque es segura. Así pues, permitimos que se desenvuelva como quiera. Todo lo que tenemos que hacer es observar. Es como si estuviera haciendo *snorkel* o buceo, y flotase y viera un banco de peces hermosos. No trata de perseguir a los peces, ni intenta atraparlos. Simplemente, los observa con calma. La espalda es el océano, mientras que las sensaciones que experimenta son los peces. Todo lo que ha de hacer es observar. Yo solo soy una amigable tortuga marina nadando a su lado, una tortuga marina amistosa y parlanchina. De acuerdo, tal vez haya llevado la metáfora demasiado lejos.

Y este es el tercer componente del seguimiento somático. Yoni, que dirigió el estudio sobre el dolor de espalda en Boulder y adora los términos científicos complicados, lo denomina «inducción de afecto positivo». Yo lo llamo «hacer bromas». Aunque imaginarme como una tortuga que habla parece un poco infantil, ese es precisamente el objetivo. Todo tiene que ver con el estado de ánimo y con observar nuestras sensaciones corporales con naturalidad y curiosidad.

Prestar atención con naturalidad es un componente indispensable del seguimiento somático. Los científicos estudian el afecto positivo haciendo que los sujetos observen imágenes desenfadadas, vean vídeos divertidos o escuchen música alegre.[7] Experiencias como estas ponen de manifiesto que, cuando se relaja el estado de ánimo, las personas están en mejores condiciones para superar el miedo relacionado con el dolor.[8]

Aunque utilicé el humor para mantener el estado de ánimo de Janet natural y relajado, no espero que el lector se cuente chistes. No se trata de reír, sino de la forma en que observamos las sensaciones internas. Más adelante, en este mismo capítulo, hablaremos más acerca del modo de cultivar esta actitud positiva y curiosa.

> **Yo:** Tan solo observe su espalda para ver qué sucede. Solo es una observadora. Las sensaciones son completamente seguras. Aunque su cerebro las malinterprete en ocasiones como dolor, son seguras. ¿Qué percibe que ocurre en su espalda?
>
> **Janet:** Ya no siento la pulsación. Es más estable. Y más difusa. Duele menos que antes.
>
> **Yo:** Genial, pero recuerde que ese no es nuestro objetivo. Lo que ocurra con el dolor ocurrirá. Solo observamos y sen-

timos de manera natural y con curiosidad. Esto refuerza la idea en el cerebro de que la sensación es segura. Ahora dedique unos instantes a explorar las sensaciones en la espalda y... abra los ojos.

En esta sesión, Janet pudo prestar atención a su dolor, pero a través de una lente novedosa. En el pasado, reaccionaba a su dolor con miedo, lo que la mantenía atrapada en el ciclo de dolor-miedo. El seguimiento somático permitió a Janet observar su dolor a través de una lente de seguridad. Este fue el primer paso para reconfigurar su cerebro de manera que interpretase correctamente las sensaciones de su espalda.

Nuestra consigna es «seguridad». Quiero que tengamos siempre presente la seguridad cuando llevemos a cabo nuestro propio seguimiento somático. Todos los componentes de esta técnica están diseñados para reducir la sensación de peligro y fomentar la sensación de seguridad. El mindfulness es una forma de percibir el dolor sin juzgarlo ni temerlo. La reevaluación de la seguridad le recuerda a nuestro cerebro que esas sensaciones no son peligrosas. Y el estado de ánimo lúdico nos permite explorarlas con tranquilidad y curiosidad.

AHORA NOS TOCA A NOSOTROS

Una vez que hemos visto el modo en que funciona el seguimiento somático y que entendemos sus componentes, vamos a intentarlo. Más adelante hablaremos de cómo y cuándo llevarlo a cabo, pero me gustaría que lo experimentásemos de primera mano. Así pues, por el momento solo vamos a sumergir el dedo del pie para probarlo.

Una nota rápida antes de empezar: El objetivo del seguimiento somático es modificar la relación que mantiene el cerebro con el dolor, por lo que es útil experimentar un poco de dolor durante el ejercicio. (En efecto, este es el único momento en el que realmente queremos tener dolor). Así pues, si padecemos dolor cuando nos sentamos, hacemos el seguimiento somático mientras estamos sentados. Si nos duele estar de pie, lo hacemos de pie. Si sentimos dolor al caminar, lo llevamos a cabo mientras caminamos.

Quizá resulte útil cerrar los ojos durante el seguimiento somático para facilitar la concentración en las sensaciones internas. Pero, si estamos caminando, debemos mantener los ojos abiertos. No podemos enseñar a nuestro cerebro que es seguro si corremos el peligro de golpearnos la espinilla con la mesita.

Lo que me gustaría que intentásemos, durante unos instantes, es llevar la atención a la sensación de dolor que experimentemos en cualquier zona del cuerpo.

Al explorar el dolor, lo primero que quiero que hagamos es identificar la cualidad de la sensación. ¿Cómo la sentimos? ¿Es una sensación de tirantez? ¿Ardor? ¿Hormigueo? Dediquemos unos minutos a comprobarlo.

Una vez que hayamos identificado la cualidad de la sensación, la exploramos un poco más. ¿Es general o localizada? ¿La sentimos igual en todas partes o es más fuerte en algunos puntos que en otros?

Cuando empecemos a sentirnos más cómodos, simplemente observamos la sensación. No tenemos que deshacernos de ella, ni cambiarla; todo lo que tenemos que hacer es observar, advertir y explorar desde un lugar de naturalidad y curiosidad. La siguiente ilustración transmite una buena dosis de naturalidad que tal vez nos ayude:[9]

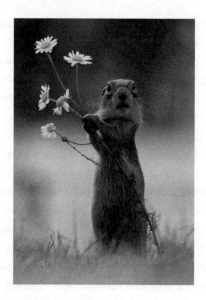

Al prestar atención a la sensación corporal, ¿qué es lo que percibimos? ¿Se intensifica? ¿Se reduce? ¿Cambia de cualidad? ¿Se desplaza? Cualquier cosa que ocurra estará bien. No debemos olvidar que la sensación es segura. Es simplemente nuestro cerebro el que malinterpreta los mensajes de prevención procedentes del cuerpo. Así pues, sentémonos y disfrutemos del espectáculo.

Dediquemos unos momentos más a explorar estas sensaciones físicas sin juzgarlas y sin que nos propongamos hacer nada con ellas. Y... ya hemos terminado.

Enhorabuena. Hemos concluido nuestro primer ejercicio de seguimiento somático. En algún momento, el cerebro aprendió erróneamente que ciertas sensaciones del cuerpo son peligrosas. El seguimiento somático permite que el cerebro reprocese esas señales y las asocie con la seguridad.

Cuando empezamos a practicar el seguimiento por nuestra cuenta, es importante mantener la actitud adecuada. A continuación, exponemos dos pautas que nos ayudarán a conseguirlo: disminuir la intensidad y no depender de los resultados.

Disminuir la intensidad

Seguir las sensaciones dolorosas del cuerpo con naturalidad y curiosidad es todo un reto. El dolor hace daño, y las personas aquejadas de dolor crónico mantienen una relación prolongada y emocional con su dolor que puede abocar a lo que yo denomino «modo halcón».

Cuando empecé a guiar a los pacientes en los ejercicios de seguimiento somático, observé la presencia de una pauta común. Al prestar atención a su dolor, muchos de ellos lo observaban con intensidad y un enfoque implacable, es decir, lo observaban como un halcón.[10] Pero no hay nada en la dura mirada de un halcón que denote confianza.

Sin embargo, existe otra forma de prestar atención, una manera menos intensa, como cuando disfrutamos de una colorida puesta de sol o estamos tumbados en el campo viendo pasar las nubes. En ese caso, nuestra observación se caracteriza por una sensación de curiosidad y carencia de esfuerzo. Ese es el tipo de naturalidad que queremos aportar al seguimiento somático. Muchos pacientes me comentan que, una vez que consiguen prestar atención a su dolor con genuina curiosidad, el seguimiento somático finalmente cobra sentido para ellos.

Recordemos ahora la escena cumbre de *El mago de Oz*: Dorothy, el Espantapájaros, el Hombre de Hojalata y el León Cobarde siguen al mago con intensidad. A veces le tienen miedo y otras veces están enfadados, pero siempre son muy intensos. Mientras tanto, Toto demuestra tener intensidad cero. Es solo un cachorro curioso que olfatea. «Olfateo, olfateo, olfateo. Uy, ¿qué es eso? ¿Una cortina? ¡Me encantan las cortinas! ¡Voy a correr hasta ella! Eh, ¡hay un humano aquí! ¡Me encantan los humanos! Voy a tirar de esta cortina para ver qué sucede. Estirar de las cosas es muy divertido».

La intensidad de todos los demás los mantenía atrapados en la sensación de hallarse en peligro. En cambio, la naturalidad y la curiosidad de Toto le permitían explorar y demostrar que el peligro era una ilusión, y que en realidad estaban a salvo. De manera que, si nos encontramos rastreando con intensidad, tratemos de soltar a nuestro halcón y aprovechemos a nuestro Toto interior.

Independencia de los resultados

De 1958 a 1960, mi padre formó parte del equipo de gimnasia de la Universidad Estatal de Michigan. Era uno de los mejores especialistas en barra fija del país, pero tenía un archienemigo que era tan bueno como él: Abie Grossfeld.

Abie y mi padre siempre se retaban mutuamente para alcanzar nuevas cotas. Si mi padre dejaba a todo el mundo boquiabierto con un doble salto mortal, luego Abie hacía un gigante invertido. Eran como los Bill Gates y Steve Jobs de la gimnasia universitaria.

Cierto día, en una competición gimnástica en Chicago, mi padre decidió probar una de las figuras más peligrosas que se puedan imaginar: el salto del águila. Esta figura consiste en soltar la barra cuando estás boca abajo y cogerla un segundo después con un agarre diferente.

En el mejor de los casos, uno hace historia. En el peor, pasa a la historia.

Con diez mil fans animándole, mi padre salió a la lona. Llegado a la mitad de su rutina, estaba cabeza abajo, y fue a por ello.

Soltó la barra.

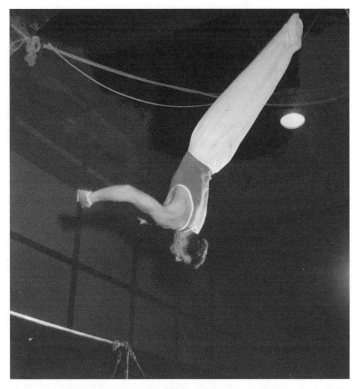

Stan Gordon, 1959

Y, un segundo después, cuando estiró la mano para agarrarla... la barra ya no estaba allí. Mi padre perdió la barra por completo. Se estrelló contra el suelo mientras la multitud emitía un sonoro suspiro.

Mientras volvía cojeando al banco, mi padre se sintió un tanto decepcionado. Pero lo atenazaba un sentimiento aún más poderoso. Se sentía orgulloso. Se sentía valiente. Aunque no hubiese conseguido el salto del águila, había dado lo mejor de sí mismo.

Eso es independencia de los resultados: cuando somos capaces de sentir que tenemos éxito con independencia del resultado cosechado. El hacer es más importante que el resultado. Y lo que queremos es abordar el seguimiento somático de la misma manera.

La primera vez que probé el seguimiento somático con mi propio dolor, por accidente casi conseguí ser independiente del resultado. Recuerdo que sentía una sensación de quemazón en la zona inferior de la espalda, de manera que empecé a observarla. Aunque era una sensación desagradable, me reafirmé en que era seguro y que no le sucedía nada malo a mi cuerpo.

Mientras seguía observando el dolor, este empezó a cambiar. Primero se intensificó, luego disminuyó levemente, después la quemazón pasó a ser una sensación punzante. Y luego volvió a cambiar a una sensación de hormigueo.

¿Qué estaba ocurriendo?

Empecé a maravillarme con el poder de mi cerebro. ¿Era yo un yedái? ¿Cómo lo había hecho? Seguí explorando. No deseaba conseguir ningún resultado específico, sino tan solo observar con curiosidad lo que sucedería a continuación. En realidad, estaba disfrutando de la experiencia.

Y entonces ocurrió algo sorprendente. El dolor desapareció. Seguía sintiendo la sensación en la espalda, pero ya no era desagradable; era simplemente neutra. Por fin, había encontrado una herramienta para deshacerme del dolor, o eso creía.

La siguiente vez que me dolió la espalda, probé el seguimiento somático. Pero en esta ocasión había algo diferente. Tenía un objetivo evidente: quería que el dolor desapareciera. Ya no exploraba la sensación con genuina curiosidad. Ya no disfrutaba de la experiencia. Estaba frustrado e impaciente y definitivamente no me sentía como un yedái. Y el dolor persistía.

En la primera experiencia de seguimiento somático, era independiente del resultado. No me preocupaba, simplemente exploraba con curiosidad mientras me transmitía mensajes de seguridad. La segunda vez, utilicé el seguimiento somático como un medio para conseguir un fin. Quería deshacerme del dolor.

Pero, cuanto más intentamos deshacernos de nuestro dolor, más reforzamos que es peligroso.

¿Significa esto que no deberíamos querer que nuestro dolor desaparezca? Por supuesto que sí. He escrito este libro para ayudar al lector a conseguir exactamente eso. Sin embargo, existe una gran diferencia entre objetivos a corto plazo y a largo plazo.

Por ejemplo, cuando mi padre falló el salto del águila durante aquel fatídico día en Chicago, se sintió orgulloso de sí mismo solo por haberlo intentado. Pero seguía queriendo ganar el campeonato de la NCAA. Ser independiente en las competiciones gimnásticas locales le permitió practicar figuras sin sentirse presionado ni juzgado. El resultado es que mejoró y terminó ganando dos campeonatos nacionales consecutivos.[11] (Lo que no le da vergüenza compartir con cualquiera que le haga caso. De hecho, en la matrícula personalizada de su coche leemos IINCAA. Eres muy sutil, papá).

La misma estrategia se aplica cuando practicamos el seguimiento somático. Al mantener una actitud que es independiente del resultado, reforzamos a nuestro cerebro con la idea de que el dolor es seguro. Con el tiempo, el cerebro aprenderá esta lección y el dolor desaparecerá. La independencia del resultado a corto plazo ayuda a conseguir el objetivo a largo plazo de eliminar el dolor.

Me he percatado de que, cuando mis pacientes empiezan a practicar el seguimiento somático, les resulta difícil no tener en cuenta los resultados. Quizá nosotros también experimentemos dificultades al principio. No pasa nada. Con el tiempo y la práctica se tornará más fácil.

LA PERSPECTIVA DEL PACIENTE

Cuando empecé a practicar el seguimiento somático, me resultaba bastante extraño. Era difícil porque centrarse en la parte baja de la espalda siempre significaba tratar de resolver de inmediato el problema.Pensaba: «¿Qué estiramiento tengo que hacer para deshacer este espasmo?». Y también: «¿Debo ponerme una bolsa de hielo?». Toda mi atención estaba orientada al modo de resolverlo. Así pues, no me resultó fácil sentarme y limitarme a observar lo que sucedía.

Algo que me sirvió de ayuda con el seguimiento somático fue cambiar el lenguaje que utilizaba. Cuando pensaba en ello como «dolor», lo sentía como algo de lo que tenía que deshacerme. Entonces empecé a experimentarlo como «sensación», lo cual me ayudó a sentir que no tenía que solucionarlo.

Otra cosa que me ayudó fue cambiar los adjetivos que utilizaba para describir la sensación en mi espalda. ¿Calor, frío o escozor? ¿Tirantez o pinchazo? Por la razón que sea, dedicar tiempo a descifrar esos pequeños adjetivos me ayudó a facilitar el proceso de observación.

Cada vez con más frecuencia, pude hacer el seguimiento somático con una actitud de curiosidad. Después, las sensaciones se volvieron menos amenazantes y el dolor terminó por remitir.

Incluso empecé a tratar de solucionar problemas en otras áreas de mi vida. Solía enfocar toda mi energía en tratar de arreglar cada pequeño problema con mi relación o mi trabajo… Ahora las cosas son algo así como: «¿Sabes qué?, vamos a sentarnos a observarlo. Es lo que es». No tener que arreglar todo de inmediato es realmente liberador.

De hecho, he llegado a un punto en el que agradezco haber padecido dolor. Sin él, no creo que hubiera tenido esta oportunidad de tomarme este respiro y examinar cómo estaba enfocando mi vida, aunque no necesariamente querría repetirlo en el futuro.

YOLANDA

HAY QUE SABER CUÁNDO SEGUIR LA PISTA

No soy gran fan de la música *country*, pero hay una canción que siempre me ha gustado: «The Gambler» [El jugador], la canción más famosa interpretada por Kenny Rogers.[12] Cuenta la historia del encuentro con un jugador «en un tren con destino a ninguna parte». A cambio de un poco de whisky y un cigarrillo (al fin y al cabo, es una canción *country*), el jugador le ofrece algunos consejos.

Habla del póquer (o, más en general, de la vida), pero la canción de Kenny Rogers también podría versar acerca del seguimiento somático.

El seguimiento somático es una poderosa herramienta que nos permite superar el dolor. Pero no basta con disponer de ella, sino que la clave consiste en saber cuándo utilizar el seguimiento somático y cuándo retirarse. En el capítulo 6, aprenderemos un sistema para practicar el seguimiento somático diseñado para maximizar su eficacia y minimizar las recaídas. Así pues, vamos a sumergirnos ahora en el «proceso».

CAPÍTULO 6
EL PROCESO

LOS PHILADELPHIA 76ERS [en castellano, «Los del 76 de Filadelfia»] cuentan con una rica historia. Algunos de los mejores jugadores de baloncesto de todos los tiempos han vestido la camiseta de los 76ers: Wilt Chamberlain, Julius Erving, Charles Barkley. Pero, en los últimos tiempos, la historia es lo único que tenían los aficionados de Filadelfia. Los 76ers no habían conquistado un campeonato de la NBA desde el año 1983.

Hace años, el Philadelphia contrató a un analista llamado Sam Hinkie como nuevo director general. Hinkie tenía una estrategia controvertida para construir un equipo campeón. Sabía que, si uno quería ganar, necesitaba a los mejores jugadores. Y, si querías conseguir los mejores jugadores de las ligas universitarias y de otros países en el proceso de selección anual para la NBA, tenías que elegir muy bien. Así pues, ¿cómo conseguir a los mejores jugadores en dicho proceso de selección?

Tenían que perder.

Los equipos con los peores registros eran los que tenían mejores oportunidades para elegir a sus jugadores. Así pues, el audaz plan de Sam Hinkie era perder. Por desgracia, tuvieron que perder durante varios años seguidos. Algunos se mostraban escépticos de que la estrategia de Hinkie funcionara. Un periodista deportivo calificó a Hinkie de «fraude», «burro» e «imbécil», ¡todo en el mismo artículo!¹ Pero Hinkie no se dejó intimidar. Pidió a los aficionados de los 76ers que tuvieran paciencia. Se trataba de un proceso a largo plazo que requería confianza.

Así pues, vendió a los mejores jugadores del Philadelphia. Y luego vendió a todos sus jugadores mediocres, con lo que le quedó un equipo malo, muy, muy, muy malo. En el año 2014, batieron el récord de pérdidas consecutivas de la NBA. Luego, en 2015, volvieron a batir ese récord.

Pero los aficionados se decían: «Confía en el proceso».

Pasó el tiempo y el plan de Hinkie empezó a funcionar. El Philadelphia reclutó a grandes jugadores. Pero uno de sus mejores jugadores se fracturó el pie y estuvo de baja un año. Y luego también otro de sus mejores seleccionados *se* rompió el pie y estuvo de baja durante *dos* años.

Y los aficionados seguían coreando: «¡Confía en el proceso!».

Por último, en el año 2017, todo empezó a encajar. Los 76ers habían adquirido un montón de nuevos talentos, sus estrellas estaban por fin sanas y empezaron a ganar. Ganaron cinco partidos seguidos. Y luego diez. ¡Y luego quince!

Durante años, los fieles seguidores del Philadelphia se habían consolado murmurando con nostalgia: «Confía en el proceso». Pero ya no murmuraban. Cuando los 76ers empezaron a ganar partidos, su estadio se llenó con el sonido ensordecedor de veinte mil aficionados que coreaban al unísono: «¡Confía... en... el... proceso!».²

El Philadelphia terminó la temporada con más victorias de las que habían cosechado en diecisiete años.³ Pero nunca habrían podido hacerlo si no hubieran seguido confiando cuando las cosas iban muy mal.

Más adelante, en este mismo capítulo, mostraré que el proceso para superar el dolor neuroplástico es un conjunto de estrategias que varían en función del grado de intensidad de nuestro dolor. Durante dicho proceso, habrá altibajos. A veces sentiremos que vamos por el buen camino y otras veces nos asaltarán las dudas. Pero debemos mantener el rumbo, como hicieron los sufridos seguidores del Philadelphia 76ers. Porque, cuando las cosas están en su peor momento, debemos confiar en el proceso.

Por supuesto, antes de confiar en el proceso, hay que entender cómo funciona.

ENFRENTARSE A LOS MIEDOS

Como hemos comentado, el dolor neuroplástico es un error. Es el resultado de que nuestro cerebro interprete las señales procedentes del cuerpo como si fueran peligrosas. Y el miedo que produce el dolor refuerza estos mensajes de peligro. Así pues, tenemos que abordar este miedo.

Si queremos superar cualquier miedo, necesitamos una cosa: exponernos a aquello que nos lo provoca.[4] Por ejemplo, si queremos superar el miedo a hablar en público, debemos dar conferencias. Si tenemos miedo a las alturas, tenemos que subir a edificios altos. Si nos dan miedo los conflictos, lo mejor es ir a casa de mis padres el día de Acción de Gracias.

Para vencer el miedo al dolor neuroplástico, necesitamos exponernos al propio dolor. Obviamente, si padecemos dolor crónico, ya tenemos mucho camino recorrido, pero lo que necesitamos es un tipo especial de exposición. Y aquí es donde interviene el seguimiento somático. Al llevar nuestra atención al dolor de manera segura, conseguimos el tipo de exposición requerida para superar el miedo y reconfigurar nuestro cerebro. Sin embargo, la exposición es un arma de doble filo. Cuando nos enfrentamos a lo que nos provoca miedo, es posible que reduzcamos nuestro miedo, pero también podemos aumentarlo. Empecemos, pues, hablando de la exposición que funciona de la manera adecuada.

Experiencias correctivas

Hace algunos años, mi amigo Phil adoptó en un refugio un perro llamado Rocky. Rocky era muy dulce, pero le habían tratado muy mal durante sus primeros años de vida, de manera que era un manojo de nervios. Cuando llamaban a la puerta, Rocky corría a esconderse detrás del sofá. Era un pobre cachorro maltratado que había aprendido que la gente equivalía a peligro.

Todos los amigos de Phil conocíamos el miedo de Rocky. Así pues, cada vez que íbamos a su casa, hacíamos un esfuerzo especial para tratarlo con amabilidad. Le hablábamos con delicadeza y evitábamos los movimientos bruscos, y cuando Rocky estaba más tranquilo, le rascábamos las orejas y le acariciábamos la barriga.

Cada vez que Rocky interactuaba con un desconocido sintiéndose seguro, ayudaba a reducir su miedo. Esto es lo que se llama «experiencia correctiva».[5] Después de muchas experiencias correctivas, Rocky fue capaz de desaprender su miedo y sustituirlo por una nueva asociación: personas = seguridad. Con el tiempo, en lugar de esconderse detrás del sofá cuando escuchaba que llamaban, Rocky corría hacia la puerta, ansioso por saludar a los visitantes.

Una vez que nos sentimos seguros durante la exposición a la fuente de nuestro miedo, esa es una experiencia correctiva, así como el camino para superar el dolor neuroplástico. Con suficientes experiencias correctivas, el cerebro aprenderá que las señales procedentes de nuestro cuerpo son, de hecho, seguras.

Pero si nos enfrentamos a aquello que más tememos de una manera que nos hace sentir peligro, tan solo reforzaremos nuestro temor.

Recaídas

Cuando tuvimos la oportunidad de efectuar el estudio del dolor de espalda de Boulder, era consciente de que no podía tratar a todos los pacientes yo solo. Necesitaba ayuda, y Christie era la elección perfecta para ello. Habíamos trabajado juntos durante años, ella era experta en terapia de reprocesamiento del dolor y sus pacientes la adoraban. Solo había un problema: Christie tenía miedo a volar.

Christie aceptó con valentía enfrentarse a su miedo, y yo le di ánimos:

> **Yo:** Volar de ida y vuelta entre Los Ángeles y Colorado será algo muy positivo. ¡Tendrás muchas oportunidades de experiencias correctivas!
>
> **Christie:** Genial.

Y durante los primeros viajes, no me faltó razón, hasta un fatídico vuelo de regreso a Los Ángeles.

Christie embarcó con una sensación de optimismo. Hasta ese momento, todos los vuelos habían ido bien. Mientras estaba sentada en el asiento del medio, Christie saludó a la mujer que había a su lado. Nunca intercambiaron sus nombres, de manera que la llamaré Donna Catástrofe por razones que quedarán bien patentes.

> **Donna Catástrofe:** ¿Sabes?, acaban de retirar este modelo. Este es probablemente el último vuelo de este avión. Espero que consigamos volver a Los Ángeles.
>
> **Christie:** ¡¿Cómo?!

Resulta que Donna Catástrofe tenía aún más miedo a volar que Christie y no era nada comedida a la hora de compartir su miedo con cualquiera que estuviese dispuesto a escucharla. ¿Estaba el avión realmente a punto de ser retirado? ¿Quién podía saberlo? Christie no tenía tiempo para comprobarlo. El avión estaba despegando, y la ansiedad de Christie también.

Pasó el resto del vuelo intentando realizar ejercicios de relajación, repitiéndose mensajes de seguridad y evitando el contacto visual con Donna Catástrofe. Pero, mientras se aproximaban al aeropuerto de Los Ángeles, oyeron un sonido inusual procedente de la parte inferior del avión.

> **Donna Catástrofe:** Creo que hay un problema con el tren de aterrizaje.
>
> **Christie:** No, estoy segura de que todo está bi...
>
> **Donna Catástrofe:** Creo que las ruedas se han bloqueado. ¡Vamos a tomar tierra sin tren de aterrizaje!
>
> **Christie:** [*Gime*].

En retrospectiva, es obvio que Donna Catástrofe no sabía de qué estaba hablando. Pero a esas alturas, Christie había entrado en pleno pánico, de manera que no pensaba exactamente con lógica. Estaba demasiado ocupada imaginando un aterrizaje de emergencia en el agua y maldiciéndose por no haber leído las instrucciones concernientes a la seguridad que había en el bolsillo del respaldo.

Mientras el avión descendía hacia tierra, las uñas de Christie se hundían cada vez más en los reposabrazos. Justo cuando Christie (y los reposabrazos) no podían soportarlo más, el avión aterrizó, con el tren de aterrizaje en perfecto funcionamiento. El vuelo había terminado, pero el daño era evidente. Christie estaba hecha un desastre. Fue incapaz de pronunciar una sola palabra durante tres cuartos de hora.

No hace falta añadir que aquella no fue una experiencia correctiva. Christie definitivamente se expuso a su temor, pero por desgracia de una manera que la hizo sentir menos segura. La exposición acompañada de la sensación de seguridad conduce a una experiencia correctiva. Sin embargo, si la exposición desencadena sentimientos de peligro, el miedo se torna más poderoso.[6] Y, como eso es lo contrario de lo que queremos que ocurra, lo llamamos recaída. Pero no pasa nada. Las recaídas suceden. Son temporales. Después de esa experiencia desagradable, Christie siguió trabajándose su miedo a volar. Se armó de paciencia, recopiló más experiencias correctivas y dejó de hablar con las personas que se sentaban a su lado en el avión.

A medida que vayamos avanzando en el proceso, en ocasiones experimentaremos recaídas. Las padecen todas las personas atenazadas por el dolor.

Uno de mis pacientes padeció una recaída cuando salió a comer hamburguesas con unos amigos. Aunque de entrada le preocupaba un poco su dolor, tenía muchas ganas de salir con sus amigos. Por desgracia, no pudo librarse de la presencia del dolor durante toda la comida y lo pasó fatal. Sintiéndose frustrado, su conclusión fue: «¡Ni siquiera puedo hacer cosas que me gustan sin que mi dolor lo arruine todo!».

Otra paciente se había sentido bastante bien durante varios días seguidos, hasta que mantuvo una conversación estresante con su hijo. Entonces su dolor se disparó y fue muy elevado durante los dos días siguientes. Se sentía abatida al pensar: «Si la menor situación de estrés desencadena tanto dolor, ¿cómo voy a mejorar?».

Un tercer paciente experimentó un brote de dolor como algo completamente aleatorio y surgido de la nada. Se asustó mucho porque pensó que, si no era capaz de identificar el motivo de su dolor, nunca podría ponerle fin.

Aunque las circunstancias de estas personas eran diferentes, en todos los casos se incrementó el miedo al dolor, lo cual constituye una recaída. Sin embargo, me alegra informar de que todas esas recaídas fueron provisionales. Los tres pacientes confiaron en el proceso y siguieron trabajando hasta alcanzar la recuperación.

Las recaídas son baches en el camino que conduce a una vida sin dolor. Pueden ralentizarnos, pero mientras mantengamos el rumbo, no conseguirán detenernos.

Una exposición excelente

No importa lo fuerte que sea el temor, con las debidas experiencias correctivas, nuestro cerebro desarrollará una nueva comprensión. La manera de romper el ciclo del dolor-miedo consiste sencillamente en experimentar el dolor de forma segura. Y el seguimiento somático nos proporciona la oportunidad de llevarlo a cabo.

Como hemos mencionado, el seguimiento somático es un tipo de exposición al dolor que nos permite observarlo a través de una lente de seguridad. Dicho con otras palabras, el seguimiento somático es una modalidad de exposición cuidadosamente diseñada para generar experiencias correctivas.

No obstante, si bien el seguimiento somático constituye la piedra angular de la terapia de reprocesamiento del dolor, existe otra herramienta imprescindible para orientar el proceso: las conductas de evitación.

Lo contrario de la exposición

La exposición consiste en enfrentarnos a la fuente de nuestro miedo, mientras que la conducta de evitación consiste en intentar eludir nuestro temor. Cuando Rocky, el perro rescatado, se escondía detrás del sofá, estaba poniendo en práctica una conducta de evitación. Si Christie se negara a volar de vuelta a Colorado y, en lugar de eso, hiciera un viaje de veintidós horas en autobús (como amenazó con hacer), eso sería una conducta de evitación. Y bastante razonable.

En ocasiones, las personas se sienten culpables por utilizar conductas de evitación. «Evitar» suena a escapar de nuestros problemas. Sin embargo, utilizadas de manera estratégica, las conductas de evitación son una herramienta eficaz para vencer el miedo.[7]

Las conductas de evitación son muy comunes en los pacientes que padecen dolor crónico.[8] Cualquier cosa que uno haga para reducir el dolor (o para evitar que se desencadene) es una conducta de evitación. Pero suelen variar de una persona a otra. Como ejemplo de las conductas de evitación más comunes, volveremos a ver a algunos de los pacientes que he presentado en los capítulos 3 y 4.

- Melanie, la paciente que desarrolló dolores de cabeza crónicos tras una vida llena de preocupación, manifestaba varias conductas de evitación que la ayudaban a reducir el dolor. Para conseguir un alivio temporal, Melanie se masajeaba las sienes. Pero, en el caso de que el dolor de cabeza fuese muy fuerte, se tumbaba en la oscuridad o tomaba un baño caliente.

- James es el paciente que se lesionó la espalda jugando al baloncesto (y que siempre iba retrasado con sus correos electrónicos). El dolor de espalda de James se desencadenaba al sentarse, por lo que su conducta preferida para evitarlo era permanecer de pie. Si tenía que estar sentado durante

mucho tiempo, utilizaba almohadas para la espalda y almohadillas térmicas para mitigar el dolor.

- La principal conducta de evitación de Rebecca, la estudiante universitaria a la que le dolía la mano y la muñeca cuando tecleaba, era llevar a cabo descansos al teclear. Además,
descubrió que tanto estirar como crujir las muñecas la ali-
viaban un poco.

- Barry, el paciente que desarrolló un dolor bucal crónico, tenía una conducta de evitación eficaz: tomar caramelos de
menta. Y, cuanto más fuerte fuese la menta, mejor. Cuando
se concentraba en el sabor de la menta, descubría que era
menos consciente del dolor.

Si padecemos dolor crónico, las conductas de evitación se con-
vierten en una forma de vida. A través del ensayo y error, aprendemos a prevenir y controlar nuestro dolor en la medida de lo
posible. Me gustaría que reparásemos ahora en nuestras propias
conductas de evitación.[9] ¿Cuáles son las cosas que nos alivian
cuando nuestro dolor es más intenso? En las secciones siguientes, aprenderemos a utilizar nuestras conductas de evitación
como parte del proceso.

UNIR LAS PIEZAS

En ocasiones, juego a juegos de mesa con mis sobrinas. Su favorito es serpientes y escaleras.[10] Es un juego muy sencillo al que
seguramente el lector también habrá jugado de pequeño. Nos
desplazamos por el tablero para intentar alcanzar la meta. Si cae-

mos en una casilla con una escalera, saltamos unas casillas hacia delante y estamos más cerca de ganar. Cuando mis sobrinas llegan a una escalera, se comportan como si les hubiera tocado la lotería. Es adorable. Si caemos en una casilla marcada con un paracaídas, retrocedemos y perdemos algunas casillas. Esto es menos adorable, ya que a veces provoca lágrimas y que le den la vuelta al tablero.

La terapia de reprocesamiento del dolor funciona exactamente igual. Nuestra meta es vivir una vida sin dolor. La experiencia correctiva es como la escalera: nuestro cerebro aprende que el dolor es realmente seguro y nos acerca a la línea de meta, mientras que los contratiempos son como un tobogán[11] que refuerza la asociación entre dolor y peligro y nos aleja cada vez más de la meta.

Para «ganar» en la terapia de reprocesamiento del dolor, debemos maximizar la cantidad de experiencias correctivas y minimizar las recaídas. Para ayudarnos a conseguirlo, contamos con dos poderosas herramientas: seguimiento somático y conductas de evitación. El proceso describe con precisión el modo de utilizar cada herramienta para alcanzar nuestro objetivo. Pero, antes de abordar los pormenores del proceso, dos consejos generales:

En primer lugar, el proceso nos dirá qué debemos hacer y el momento de llevarlo a cabo. Pero no quiero que esto se convierta en una obligación o una obsesión. No debemos abordar estos consejos con un sentimiento de presión o urgencia. No olvidemos que la presión pone en alerta máxima a nuestro cerebro. Lo que queremos es poner en práctica el proceso con un sentimiento de paciencia y seguridad. Quiero que disfrutemos de nuestra vida todo lo posible, sabiendo que, si seguimos los pasos adecuados, nuestro dolor terminará desapareciendo. ¡Confiemos en el proceso!

En segundo lugar, las recaídas son normales. No son un problema grave y no deben atemorizarnos. Fijémonos en que he dicho que nuestro objetivo es «minimizar las recaídas». No he dicho «eliminar las recaídas», porque eso es imposible. Así pues, por favor, no nos preocupemos ni nos castiguemos cuando padezcamos una recaída. Ese tipo de actitud solo nos hará sentir mal y pondrá a nuestro cerebro en alerta máxima. Daré al lector el mismo consejo que le doy a mis sobrinas: «Es natural que te sientas decepcionada cuando te toca el paracaídas. Lo entiendo. A mí tampoco me gustan los paracaídas. Pero forman parte del juego, y no deberían impedir que nos divirtamos. Todavía hay un montón de escaleras esperándote. Y, por favor, deja de pegarle a tu hermana».

Sin más preámbulos, entremos en materia. El proceso tiene en cuenta la intensidad de nuestro dolor. Dependiendo de nuestro grado de dolor, diferentes estrategias nos ayudarán a recopilar experiencias correctivas, evitando al máximo las recaídas.

Cuando el dolor es intenso

Cuando padecemos un alto grado de dolor, el cerebro siente un gran peligro, lo cual significa que es casi imposible tener una experiencia correctiva. Así pues, ni siquiera vamos a intentar poner en práctica el seguimiento somático. Está bien, ya tendremos oportunidades de tener experiencias correctivas más adelante. Mientras tanto, lo que queremos es minimizar la recaída tanto como sea posible. Por consiguiente, en el caso de que el dolor sea elevado, lo que queremos es poner en práctica conductas de evitación.

Si tenemos que levantarnos o sentarnos cada diez minutos, ¡lo hacemos! Si tenemos que usar una almohada o una bolsa de agua caliente o masajear la parte del cuerpo que nos duele, ¡lo hacemos! Cuando nos duela mucho, llevamos a cabo todo lo necesario para sentirnos más cómodos. Lo único que no debemos intentar es forzar la situación. Yo aprendí esta lección de la peor manera posible.

Un día, mucho antes de llevar a cabo el proceso, me dolía mucho la espalda. Me sentía muy frustrado. Había reunido suficientes pruebas para saber que mi dolor era neuroplástico, pero aún no había descubierto cómo deshacerme de él. Pensé: «Voy a plantarle cara a mi dolor. Voy a demostrarle a mi cerebro que puedo estar sentado tanto tiempo como quiera». Así pues, me metí en el coche, llené el depósito, me abastecí de provisiones esenciales, como Doritos Cool Ranch, y conduje sin parar hasta San Francisco.

Desde Los Ángeles a San Francisco hay cinco horas de trayecto. Pasadas tres horas, mi dolor de espalda era de 9 sobre 10. Pero me sobrepuse al dolor.

Transcurridas cuatro horas, tenía un dolor de 10 sobre 10, aunque seguí esforzándome.

Tras cinco horas, me di cuenta de que: «Ay, lo de antes no era un dolor de 10 sobre 10. *Este* sí que es un dolor de 10 sobre 10».

Al final, llegué a San Francisco. Estaba delirando de dolor. No tenía ni idea de dónde me hallaba. Tengo vagos recuerdos de un muelle. Aparqué, abrí la puerta del coche y me tiré al suelo. Y me quedé allí, atenazado por el dolor. Y por el arrepentimiento. Y por los Doritos.

Quería darle una lección a mi cerebro, y lo hice. Por desgracia, le enseñé que mi dolor era aún más peligroso de lo que había creído antes. Fue un revés de proporciones épicas.

En ocasiones, creemos que, cuando nuestro dolor es muy fuerte, seguir adelante a toda costa nos empodera, pero sucede lo contrario. Presionar demasiado nos llevará a una recaída.

Si luchamos contra el dolor, solo ponemos a nuestro cerebro en alerta máxima y reforzamos la idea de que el dolor es peligroso.

En el caso de que nuestro dolor sea muy alto, es posible que ya estemos realizando todas las conductas de evitación posibles. Si es así, estupendo. Si no, es el momento de empezar. En cualquier caso, hay otro componente a tener en cuenta en esta parte del proceso.

Cuando el dolor es intenso, el cerebro se ve asaltado por una sensación de peligro. Debido a esto, es común albergar pensamientos de miedo y desesperación:[12]

«Nunca voy a salir del dolor».

«Este proceso no me va a funcionar».

«Estoy condenado».

Podría llenar un cuaderno entero con los pensamientos aterradores y desesperados que tenía cuando mi dolor estaba en su peor momento. Es difícil no albergar este tipo de pensamientos si nos hallamos en un estado extremo de sufrimiento. Pero la verdad es que estos pensamientos nos hacen caer aún más en un estado de miedo.

Imaginemos a un niño durante su primera tormenta. Los relámpagos y los fuertes estruendos ya le asustan. Ahora imaginemos que le decimos a ese pequeño: «¡Ay, es el fin del mundo!».

El niño pasará de estar asustado a sentirse aterrorizado. Lo que más necesita es que le tranquilicen con una voz sosegada y segura que le diga que está a salvo, que la tormenta pasará y que todo va a salir bien.

Y eso es exactamente lo que necesitamos en el caso de que nuestro dolor sea intenso. Así pues, además de adoptar conductas de evitación, debemos saber enviarnos mensajes de seguridad. Estos mensajes pueden consistir en cualquier cosa que nos haga sentir más seguros. El objetivo es ayudar a calmar nuestro estado de alerta. He aquí algunos ejemplos de los mensajes que les han funcionado a mis pacientes:

- «Esto es temporal. Voy a estar bien».
- «Estoy a salvo porque no le ocurre nada a mi cuerpo».
- «Mi cerebro cree que estoy en peligro, pero es solo una falsa alarma».
- Y por supuesto: «Confío en el proceso».

Las palabras en sí no importan tanto como el espíritu que hay detrás de ellas. Cuando el cerebro se siente en peligro, lo tranquilizamos con mensajes de seguridad.[13] Esta es una parte muy importante de la ruptura del ciclo del dolor-miedo.

Quizá seamos incapaces de practicar conductas de evitación en cualquier circunstancia. Y es posible que no podamos enviarnos mensajes de seguridad en todo momento. Sin embargo, los utilizamos en la medida de lo posible para hacer más tolerable este periodo complicado y minimizar las recaídas.

Cuando el dolor es bajo o moderado

Cuando padecemos niveles bajos o moderados de dolor, también podemos poner en práctica conductas de evitación; siempre es positivo, si tenemos oportunidad de ello, sentirnos más cómodos. En el momento en que el dolor es más tolerable, tenemos la oportunidad para conseguir algunas experiencias correctivas por medio del seguimiento somático. Pero no olvidemos que no queremos obsesionarnos, ni ser demasiado intensos o apremiantes. Lo que queremos es que resulte fácil y sin esfuerzo. Entonces podemos pensar: «Genial, mi dolor es solo de 2 sobre 10. Es una buena oportunidad para intentar el seguimiento somático».

Si el dolor cambia, se mueve o disminuye mientras lo rastreamos, perfecto. Sin embargo, una experiencia correctiva exitosa no significa que el dolor desaparezca. Aunque ese es nuestro objetivo a largo plazo, ahora mismo solo tenemos que reforzar la idea de que el dolor no es peligroso. Y lo hacemos, sin tratar de cambiar ni forzar nada, mediante el seguimiento somático. El objetivo es sentirnos bien: «Vaya, un poco de exposición me hace sentir bien».

Esta parte del proceso siempre suscita en mis pacientes las mismas dos preguntas:

1. **¿Cuánto debe durar la sesión de seguimiento somático?**
   Pensemos en la primera vez que montamos en bicicleta. Es una actividad nueva a la que cuesta acostumbrarse. Al principio, solo somos capaces de mantenernos en pie durante unos segundos antes de bajarnos. Pero, con la práctica, somos capaces de pedalear cada vez más tiempo.

   Recomiendo el mismo enfoque con el seguimiento somático. Empezamos de manera moderada y prolongamos poco a poco las sesiones. Si sentimos que estamos forzando o nos resulta demasiado doloroso, dejamos de hacerlo.

   Tuve una paciente que al principio solo podía hacer el seguimiento somático durante un segundo. Probamos con dos segundos y se le hizo difícil de tolerar. No ocurre nada. Lo hizo durante un segundo hasta que se sintió cómoda para practicarlo más tiempo. Debemos escuchar a nuestro cuerpo. Si exploramos nuestro dolor de manera natural y con curiosidad, no dudemos en seguir adelante. Si lo sentimos como una tarea o el dolor se agudiza, es el momento de parar. Sabemos que estamos haciendo correctamente el seguimiento somático si nos sentimos bien, relajados y seguros.

Una vez que tengamos un poco de experiencia con el seguimiento somático, podremos determinar qué es lo que mejor nos funciona. Por supuesto, no tenemos que hacerlo durante más tiempo solo porque seamos capaces de ello. A algunos de mis pacientes les gusta practicar durante cinco minutos, mientras que otros prefieren efectuar seguimientos de cinco segundos de duración antes de retornar a sus actividades cotidianas.

2. **¿Con qué frecuencia debemos llevar a cabo el seguimiento somático?**

No hay una respuesta única para todos los casos. Algunos de mis pacientes quieren que les proporcione reglas rígidas y horarios específicos. Yo les respondo que la calidad es más importante que la cantidad. El objetivo es disfrutar de la vida al máximo, sin desaprovechar ninguna experiencia correctiva que pueda surgir ocasionalmente.

Cuando empecé a practicar el seguimiento somático, lo hacía de forma bastante rígida: varias veces al día durante cinco minutos por sesión. Pero ese enfoque no me funcionaba. Me parecía un trabajo, algo que tenía que practicar y que me hacía sentir *culpable* si no lo practicaba lo suficiente.

Así pues, cambié mi actitud. Empecé a practicar el seguimiento somático en medio de mis actividades cotidianas. Tal vez estaba conduciendo hacia la tienda de comestibles, disfrutando del día. Si el dolor no era demasiado intenso, hacía el seguimiento durante un rato y luego volvía a lo que estaba haciendo. Algunos días lo practicaba media docena de veces, mientras que otros días no lo hacía en absoluto.

Una vez que me deshice de la presión, el seguimiento somático se convirtió en algo divertido. Lo hacía en el momento que quería y durante el tiempo que me apetecía.

La frecuencia con la que realicemos el seguimiento somático es menos importante que la mentalidad y el espíritu con que lo hagamos. Cada uno de nosotros se conoce mejor que nadie. Si somos el tipo de persona que tiende a exagerar, si empezamos a obsesionarnos con el seguimiento somático, entonces reducimos su frecuencia. Si realmente disfrutamos del seguimiento somático, seguimos adelante y lo practicamos todo lo que queramos.

Cuando no experimentamos dolor

Cuando no tenemos síntoma alguno, no nos exponemos al dolor, de manera que no podemos tener ninguna experiencia correctiva y no somos susceptibles de sufrir recaídas. Pero ¿hay algo que podamos hacer durante esos periodos para ayudar a superar los síntomas? Por supuesto que sí. Todavía hay cosas que podemos intentar para tratar de reducir nuestro nivel general de miedo. Sin embargo, las abordaremos en los capítulos 7 y 8.

LA PERSPECTIVA DEL PACIENTE

Lo que más miedo me producía era la palabra «siempre». La idea de vivir con dolor durante el resto de mi vida me resultaba insoportable. Y eso influyó, sin duda, en mi recuperación.

Cuando empecé el tratamiento, percibí resultados muy rápidamente. El dolor era menor y cada vez podía hacer más cosas. Pero, al cabo de un tiempo, el dolor volvió a aparecer y me sentí aterrorizada. Me había ido tan bien, ¿por qué estaba retrocediendo ahora?

Me sentía muy descontrolada. Pensé que esforzarme más y hacer más seguimiento somático me ayudaría. Empecé a hacer el seguimiento somático mañana, tarde y noche.

Soy el tipo de persona que, si me dan un método, persisto en él hasta que me funciona. Y eso es lo que intentaba hacer. Pero era demasiado. Me excedí. Sin darme cuenta, me estaba obsesionando.

Entonces me percaté de que el hecho de esforzarme tanto por deshacerme del dolor solo generaba más estrés. Tenía que cambiar mi enfoque.

Empecé a reducir la frecuencia con la que practicaba el seguimiento somático. Pero lo más importante es que empecé a hacerlo de manera diferente. En lugar de considerarlo una tarea, lo veía como un modo de cuidarme y de sentirme más segura.

A medida que fui perdiendo el miedo al dolor, este fue disminuyendo. Volví a tener esperanza. Sabía que habría altibajos, días buenos y malos, pero había aprendido a gestionarlos.

En la actualidad, todavía me duele un poco de vez en cuando, pero ya no me asusta. En ocasiones, después de un día estresante en el trabajo, siento tensión en el cuello y los hombros, pero sé que no debo tener miedo. Ahora sé cómo afrontarlo. Y también sé que no es para siempre.

GRACE

A MEDIDA QUE AVANZA EL PROCESO

Disponemos ahora de un conjunto de estrategias para lidiar con nuestros síntomas en función del grado de intensidad del dolor.

Sin embargo, el proceso no es lineal. Es posible que tengamos mucho dolor por la mañana, no sintamos ningún dolor por la tarde y experimentemos un poco más por la noche. Eso no es ningún problema. El patrón del dolor es menos importante que la forma en que reaccionamos a él. Tanto si el dolor es intenso, como moderado o bajo, disponemos de un conjunto de pautas que nos ayudarán a superarlo. Y estamos enseñando a nuestro cerebro a sentirse seguro de la mejor manera posible en cada momento.

La oportunidad llama a la puerta

Tenemos tendencia a emocionarnos en el caso de que el dolor desaparezca y a decepcionarnos cuando retorna, lo cual tiene todo el sentido del mundo. El dolor es terrible, de manera que, por supuesto, nos sentimos contrariados cuando se intensifica. Sin embargo, por más natural que sea esta reacción, nos devuelve al ciclo de dolor-miedo.

Es útil cambiar nuestra perspectiva sobre la aparición del dolor y considerarlo de hecho como una oportunidad. Sabemos que la única manera de obtener experiencias correctivas es mediante la exposición. Cada experiencia correctiva enseña a nuestro cerebro que esas sensaciones son realmente seguras. Así pues, una forma de afrontar la situación es que, cada vez que sentimos dolor, lo consideremos una oportunidad para reconfigurar nuestro cerebro.

Algunos de mis pacientes se vuelven tan buenos en el uso de las experiencias correctivas que, de hecho, empiezan a desear tener dolor. Desarrollan una actitud empoderada de «¡Vamos a por ello!». Lo sé, lo sé, parece una locura. Cuando padecemos dolor crónico, dedicamos buena parte de la vida a intentar escapar de él, por lo que es difícil imaginar que alguien lo acoja de buen grado. Pero es cierto.

Una de mis historias favoritas de empoderamiento es la de una paciente llamada Daisy. En el momento en que empezó el tratamiento, llevaba seis años luchando contra el dolor lumbar. Uno de los desencadenantes más frecuentes de su dolor era agacharse, algo especialmente desastroso porque Daisy es instructora de yoga.

Daisy acogió de buen grado el seguimiento somático y el proceso. A medida que transcurrían las semanas, tenía cada vez más experiencias correctivas. Su dolor era cada vez menor y su confianza era muy alta. Su miedo había desaparecido del todo. Pero, como su dolor había disminuido tanto, no tenía demasiadas oportunidades de practicar el seguimiento somático. Así pues, se emocionaba cuando sentía algo en la espalda y se le presentaba la oportunidad de llevar a cabo una experiencia correctiva.

Cierto día, Daisy me envió un mensaje de texto: «He estado trabajando en el jardín durante tres horas cada día y solo he tenido dos oportunidades de practicar el seguimiento somático». Estaba decepcionada porque después de toda una tarde de agacharse en su jardín, solo había sentido dos punzadas de dolor. ¡Eso es empoderamiento!

Pero el enfoque empoderado no es para todo el mundo. No hay que forzarlo si no es nuestro estilo. Tiene que ser genuino. Muchos de mis pacientes han salido del dolor sin adoptar el enfoque de «¡Vamos a por ello!».

Sin embargo, si la adopción de una postura empoderada nos resulta adecuada, podemos incluso buscar oportunidades para llevar a cabo el seguimiento somático. Por ejemplo, si caminar es un factor desencadenante de nuestro dolor, damos un paseo por el barrio. En cualquier caso, aunque me encanta el enfoque del empoderamiento, debemos tomárnoslo con calma. No nos apuntemos todavía a la maratón.

Ráfagas de extinción

Hay muchos pacientes aquejados de dolor que, justo cuando disminuye su temor, en el momento en que sus síntomas comienzan a remitir, justo cuando empiezan a hacer algún progreso real…, ¡pum!, se ven atenazados de pronto por un dolor intenso, lo cual, por supuesto, les aterroriza y les hace caer de nuevo en el ciclo de dolor-miedo.

Para entender este fenómeno, tenemos que remontarnos, unos ochenta años atrás, hasta un psicólogo de Harvard llamado B.F. Skinner.[14] Skinner estudiaba el modo en que se adquieren los comportamientos, llevando a cabo todo tipo de experimentos fascinantes. En cierta ocasión, incluso enseñó a un par de palomas a jugar al ping-pong.[15]

Su experimento más notable consistió en colocar una rata dentro de una caja cerrada.[16] Cuando la rata pulsaba una palanca, se liberaba una bolita de comida. Naturalmente, la rata aprendió a pulsar la palanca siempre que tenía hambre. Pero un día se produjo un giro inesperado: el artilugio se averió. La rata pulsó la palanca y el dispensador de bolitas se atascó.[17] En lugar de su comida, la rata no obtuvo nada. Finalmente, la rata dejó de presionar la palanca. Ningún comportamiento prosigue si no se refuerza. Esto es lo que se llama extinción.[18] Al igual que sucedió con los dinosaurios, el comportamiento se extinguió.

Pero, antes de que la rata se diera por vencida, ocurrió algo interesante: presionó la palanca como una loca. La presionó una y otra vez con la esperanza de que, si era lo suficientemente persistente, obtendría una deliciosa bolita.

Y esto es lo se denomina ráfaga de extinción.[19] Los comportamientos no se rinden sin luchar.

Al cambiar de manera sincera nuestra relación con el miedo, empezamos a romper el ciclo del dolor-miedo, y nuestros síntomas comienzan a desaparecer. Pero, si el miedo ha formado parte de nuestra vida durante mucho tiempo, el cerebro se ha acostumbrado a él, siendo muy posible que no desaparezca sin protestar.

Muchos de mis pacientes experimentan ráfagas de extinción en forma de una exacerbación de su dolor original. Un número menor lo experimenta como un nuevo tipo de dolor. En el estudio sobre el dolor de espalda de Boulder, unas pocas personas experimentaron ráfagas de extinción en las que el dolor se trasladó al pie, la rodilla o la cadera.

Tanto si se trata de un viejo dolor que intenta reaparecer como de uno nuevo, la solución es la misma: mantener el rumbo sin volver a caer en la trampa del miedo. Seguimos haciendo lo que hemos hecho hasta ese momento. Seguimos aplicando las técnicas del proceso y enseñando a nuestro cerebro que es seguro. La ráfaga pasará.

La ráfaga de extinción puede producirnos miedo si no estamos preparados para ella, pero cuando la entendemos, sabemos que no hay nada que temer. De hecho, tal vez sea incluso una señal positiva. Al fin y al cabo, los estallidos de extinción solo se producen durante la extinción, de manera que, si experimentamos uno, debemos pensar: «Voy por el buen camino. Esto es una señal de que mi dolor está en vías de desaparición».

EL PROCESO EN ACCIÓN

En los dos últimos capítulos, hemos abordado el seguimiento somático, el proceso, la exposición, las experiencias correctivas, los retrocesos, las conductas de evitación y las ráfagas de extinción. Sé que es mucho y, por ese motivo, creo que será muy conveniente ahora que tratemos de ver cómo encajan todas estas piezas.

Para ello revisaremos el estudio de caso de una paciente llamada Hannah y su experiencia completa con la terapia de reprocesamiento del dolor.

Hannah fue una de mis pacientes en el estudio del dolor de espalda llevado a cabo en Boulder. Llevaba más de una década padeciendo dolor en la zona del sacro (donde la espalda se une a la pelvis). Su dolor oscilaba entre un 2 y un 9 de 10. A lo largo de los años, visitó a varios profesionales médicos y recibió distintos diagnósticos. Le dijeron que tenía laxitud de ligamentos (ligamentos sueltos), que sus caderas giraban demasiado, que una pierna era más corta que la otra y que padecía escoliosis. ¡Caramba! Hannah era una mujer sana y activa, pero todos estos diagnósticos la hacían sentir como un puñado de ligamentos flojos y huesos retorcidos.

Uno de los principales desencadenantes del dolor de Hannah era caminar. Basándose en todos sus diagnósticos, construyó un escenario de lo que imaginaba que ocurría en su cuerpo: «Cuando camino, giro demasiado la cadera y el sacro se sale de su sitio y se bloquea».

No es de extrañar que caminar le causara tanto dolor. Imaginar que sus huesos se movían y se atascaban la hacía sentir un miedo enorme.

Además de caminar, había otros dos desencadenantes del dolor de Hannah. Por un lado, sentarse en sillas cuyo asiento estaba más bajo que sus rodillas (como el asiento de un conductor de coche) le causaba dolor constante. De hecho, se llamaba a sí misma «la chica de las almohadillas» porque siempre llevaba almohadillas para sentarse. Y, en segundo lugar, permanecer de pie agravaba el dolor de espalda, lo cual suponía un gran inconveniente, porque Hannah era profesora y estaba de pie en clase durante varias horas al día.

Hannah se sentía muy frustrada a causa de su dolor, lo cual es totalmente comprensible. A veces se enfadaba con el dolor. En ocasiones, se enfadaba incluso con los muebles. Una vez me dijo: «Hay una silla en mi casa demasiado baja para sentarme. Estoy muy enfadada con ella».

Pero, sobre todo, estaba enfadada consigo misma y se culpaba de su dolor. «Han pasado diez años –me confesó–; ya debería haberlo solucionado».

Además de su miedo, Hannah se presionaba mucho, lo que solo contribuía a exacerbar su estado de alerta.

En nuestra primera sesión, le expliqué cómo funciona el dolor neuroplástico y de qué manera el ciclo de dolor-miedo nos mantiene atrapados. Hannah había creído durante largo tiempo que su dolor estaba causado por problemas estructurales, pero aceptó abrir su mente.

Le enseñé a practicar el seguimiento somático. Le expliqué las reglas del proceso. Le dije que, en el caso de que el dolor fuese muy intenso, debía adoptar el mayor número posible de conductas de evitación, como minimizar sus paseos, sentarse en una silla alta o un taburete mientras impartía clases y utilizar tantas almohadillas como deseara. Pero, en el caso de que su dolor disminuyese, la animé a utilizar el seguimiento somático para obtener algunas experiencias correctivas.

La siguiente ocasión en que acudió a una sesión, se sentía muy dolorida y aún más frustrada que antes. «¡Alan, no estoy haciendo bien el seguimiento somático!», me dijo.

(Ya he comentado que era muy inflexible consigo misma). Así pues, hablamos de lo que había hecho, y quedó claro que había estado practicando el seguimiento de una manera muy intensa. Estaba muy frustrada, lo cual le impedía llevar a cabo el seguimiento con naturalidad y curiosidad. Me dijo que sentía que estaba «luchando contra el dolor». En lugar de abordarlo como una herramienta, Hannah utilizaba el seguimiento somático como un arma. No se limitaba a observar el dolor como un halcón, sino que quería despedazarlo como un halcón. Y, al luchar contra el dolor, reforzaba accidentalmente que era peligroso.

Hannah necesitaba un nuevo abordaje. Decidimos dejar la consulta y salir al exterior. Hacía un hermoso día en Colorado. Caminamos por el aparcamiento disfrutando de la caricia del sol en nuestro rostro. Hizo un rápido ejercicio de seguimiento somático y por fin pudo dejar de lado su ímpetu. Al menos temporalmente, había dejado de luchar contra el dolor, lo que le permitió abordar sin esfuerzo el seguimiento somático. «Por primera vez –me comentó– percibo las cosas sin tratar de arreglarlas».

Tras este éxito, la animé a seguir tratando de hacer el seguimiento somático con su naturalidad recién adquirida. Hasta ese momento, había intentado hacer el seguimiento somático durante cinco minutos seguidos. A partir de entonces, lo redujo a cinco segundos cada vez. En ocasiones, tenía experiencias correctivas; otras veces no. Pero, en cualquier caso, la práctica le permitió mejorar. Sus sesiones de seguimiento somático se volvieron menos intensas. Luego empezaron a ser más largas. Su cerebro comenzó a desarrollar una comprensión nueva y más segura de las sensaciones procedentes de su cuerpo. Su dolor era menor de lo que había sido en diez años.

Y luego vino la caminata.

Hacia el final del estudio, Hannah, sintiéndose segura de sí misma, llevó a cabo una larga caminata (13,5 kilómetros, para ser exactos). Cuando llegó a casa, su espalda gritaba con un dolor de 9 sobre 10. Fue una terrible ráfaga de extinción.

Hannah se sentía destrozada y frustrada tanto conmigo como con el tratamiento. Y, en ese momento, pensó: «Voy a renunciar a este maldito asunto». Cuando el dolor volvió, todo retornó con él: el miedo, la intensidad y la presión que se imponía a sí misma. Sentía que había fracasado.

Pasadas unas horas, decidió que no estaba dispuesta a rendirse. Tomó la decisión consciente de confiar en el proceso. Se dijo a sí misma: «Esto es temporal. Sé que estoy a salvo». Al cabo de dos días, su espalda estaba igual que antes de la ráfaga de extinción.

Hannah siguió utilizando el proceso y llevando a cabo experiencias correctivas siempre que se le presentaba la oportunidad. También se centró en vivir su vida. Con el tiempo, el dolor desapareció por completo. Sigue teniendo el mismo coche con el mismo asiento, pero ahora se sienta en él sin almohadilla y no padece dolor alguno. Ya no se enfada con la silla baja de su casa, porque se sienta en ella sin problemas. Camina y recorre largas distancias sin que su espalda se resienta a causa de ello.

Seis meses después de concluir el estudio, esto es lo que Hannah comentaba acerca de su experiencia:

El tratamiento transformó mi vida. Durante el estudio, Alan me preguntó en cierta ocasión: «¿Estás dispuesta a aceptar la idea de que puedes ser una persona que no padezca dolor?».

Yo le respondí que no. Eso estaba más allá de lo que era capaz de imaginar. Llevaba tanto tiempo padeciendo dolor que ni siquiera podía imaginarme sin él.

Ahora siento que he cambiado mi vieja identidad por una nueva. Tuve que desidentificarme del dolor, así como del miedo y la vergüenza que lo acompañaban. Una vez que dejé de esforzarme por deshacerme del dolor, me sentí libre para disfrutar de mi vida.

AHORA NOS TOCA A NOSOTROS

Me emociona decir que estamos listos para empezar a abordar nuestro propio dolor. Hemos aprendido acerca del dolor y el miedo y sobre el increíble poder de nuestro cerebro. Hemos probado el seguimiento somático y estamos preparados para empezar a utilizarlo siguiendo las reglas del proceso.

Al igual que Hannah, es posible que tengamos momentos buenos y momentos más complicados. Algunas de estas técnicas son bastante intuitivas, mientras que otras requieren práctica. Lo he dicho antes y lo repito ahora: tenemos que confiar en el proceso, pero también en nosotros. Nadie nos conoce mejor que nosotros mismos. He intentado explicar no solo las técnicas de la terapia de reprocesamiento del dolor, sino también el significado que subyace a ellas. Y, dado que ahora entendemos los objetivos, podemos forjar nuestro propio camino. Si algo nos hace sentir tranquilos y seguros, seguimos haciéndolo. Si algo nos provoca miedo o dolor, nos tomamos un descanso. No se trata de seguir las reglas al pie de la letra ni de presionarnos para ser perfectos, sino de mostrar a nuestro cerebro, de manera gradual y suave, un nuevo camino.

Espero que esto no parezca un discurso de despedida, porque todavía tengo más cosas que compartir con los lectores. Hasta ahora, nos hemos centrado en utilizar la seguridad para combatir directamente el dolor. Sin embargo, el dolor no aparece de la nada. En el próximo capítulo, mostraremos el modo de incrementar nuestra sensación general de seguridad para afrontar nuestro dolor y mejorar nuestra vida.

CAPÍTULO 7
ROMPER EL HÁBITO
DE LA ALERTA MÁXIMA

RACHEL IRRUMPIÓ EN MI CONSULTA como un torbellino. «Siento mucho llegar tarde», exclamó desplomándose en el asiento.

Rachel, una ejecutiva de alto nivel, llevaba años luchando contra el dolor de cabeza. Aunque ya la trataba desde hacía algunas semanas, esa era su entrada habitual. Charlamos un rato y me habló de los síntomas que había experimentado durante la semana anterior.

Yo: La última vez hablamos de la importancia del miedo. Y comenté cómo ponemos el cerebro en alerta máxima, lo que puede conducir al dolor.

Rachel: Sí, he estado pensando en eso, pero realmente no creo que tenga miedo.

Yo: Bueno, permítame preguntarle una cosa: ¿cómo se ha sentido mientras conducía hoy hasta la consulta?

Rachel: Tenía mucha prisa porque no quería llegar tarde. Me prometí a mí misma que llegaría a tiempo esta semana, pero recibí un correo electrónico importante justo antes de salir y tuve que responder de inmediato.

Yo: Lo entiendo. ¿Y cuántas veces ha revisado hoy su correo electrónico?

Rachel: He tenido que resolver varios problemas... ¿Tal vez cincuenta veces?

Yo: De acuerdo, una última pregunta: mientras conducía hoy hacia aquí y se apresuraba porque llegaba tarde, ¿revisó el correo electrónico en el coche?

Rachel: Bueno..., sí, pero solo cuando los semáforos estaban en rojo, ¡de manera que no era peligroso ni nada parecido!

Yo: Así pues, para resumir, hoy ha estado resolviendo problemas y apresurándose para no llegar tarde. Todavía no es mediodía y ya ha mirado el correo electrónico más de cincuenta veces, incluso en el coche mientras venía. ¿Y no cree que su cerebro está en alerta máxima?

Rachel: Eso no es alerta máxima. Es, simplemente..., normal.

La verdad es que ambos teníamos razón. El estilo de vida de Rachel hacía que su cerebro se encontrase en máxima alerta. Y, para muchos de nosotros, vivir en un estado de alerta permanente se ha convertido en la nueva normalidad. En un estudio reciente a escala mundial, el 35 % de las personas admitía sentirse estresadas «durante buena parte del día».[1] Aunque se trata de un problema global, Estados Unidos es especialmente bueno en esto. En esa misma encuesta, un 55 % de los estadounidenses dijo padecer mucho estrés. El país obtuvo la cuarta puntuación más alta entre 143 países. ¿Por qué estamos tan estresados?

CEBRA 2.0

En el capítulo 3, hemos conocido a dos cebras macho: Nick el Nervioso, que siempre tenía miedo, y Frank el Intrépido, que nunca lo experimentaba. Pero la verdad es que todas las cebras (y también los seres humanos) son capaces de ambas situaciones. Han desarrollado la capacidad de mostrarse temerosas en algunas circunstancias y de permanecer tranquilas en otras. Para ilustrarlo, veamos ahora a una tercera cebra, Neil el Normal.

Cuando Neil el Normal divisa un león, se pone de inmediato en alerta máxima. Su cerebro libera hormonas del estrés,[2] como adrenalina y cortisol, que hacen que su corazón bombee con más rapidez, enviando más sangre a sus músculos y proporcionándole una dosis de energía extra. Esto es lo que se conoce como la respuesta de lucha o huida. Neil no es un gran luchador, de manera que siempre elige la huida, y con la ayuda de estas hormonas, corre como un rayo.

Aunque la respuesta de lucha o huida ayuda a Neil a escapar de los leones, no se halla en alerta máxima en todo momento. La mayor parte del tiempo, Neil está en estado de alerta mínima y disfruta relajándose con sus compañeros, pastando y tomando el sol africano. Salvo alguna situación ocasional en la que tiene que correr para ponerse a salvo, la existencia de Neil en la sabana es muy tranquila.[3]

Pero ¿qué pasaría si brindásemos a Neil el Normal algunos avances tecnológicos?

Primero, démosle un televisor. Ahora puede ver el Canal de Noticias para Cebras (CNC). La CNC cubre, durante las veinticuatro horas del día, las noticias relacionadas con las cebras de todo el mundo, pero la mayoría son sobre leones. Neil ve historias sobre ataques recientes de leones, futuros ataques de leones y un reportaje aterrador titulado *¿Los leones son cada vez más rápi-dos?*. Aunque no hay leones reales cerca, Neil se halla en este momento en alerta máxima.

A continuación, vamos a darle a Neil un teléfono móvil. Las llanuras africanas son bastante extensas, de manera que utiliza Instagram para mantenerse al día con las cebras que viven lejos. Pero, por alguna razón, sus amigos cebras siempre parecen pasarlo mejor que él. Sus rayas están perfectamente arregladas, sus compañeros son guapos y la hierba que comen parece literalmente más verde que la suya. Con cada sonido de notificación, Neil recibe una pequeña sacudida de hormonas que lo pone en alerta máxima.

Por último, proporcionemos a Neil un trabajo para que pague la factura de la televisión por cable y del teléfono móvil. Por desgracia, no hay ningún trabajo en la zona, de manera que tiene que desplazarse cuarenta y cinco minutos a Antelope Springs. Al poco de llegar, su teléfono no para de sonar, su agenda está repleta de reuniones y la hoja de cálculo en la que trabaja no deja de fallar en su ordenador. Es su primer día y Neil ya necesita unas vacaciones.

Con unos simples retoques, hemos convertido a una cebra despreocupada en un agotado, inseguro y aterrorizado manojo de estrés.

REDUCIR LA ALERTA PARA AMINORAR EL DOLOR

No me malinterpreten, me encanta el mundo moderno. Nos ha proporcionado avances médicos, viajes internacionales y setenta y dos sabores diferentes de galletas Oreo.[4] Pero también nos ha dado un nivel de estimulación inaudito en el reino animal.

Estamos programados para buscar cosas que nos estimulen.[5] En la naturaleza, estas cosas son raras e importantes para la supervivencia, como los alimentos nutritivos y las parejas atractivas. Sin embargo, en nuestra sociedad actual, no son nada extrañas. Nos bombardean constantemente con correos electrónicos, mensajes de texto, llamadas, reuniones, artículos, anuncios, vídeos, etcétera, cosas que para nada son importantes para nuestra supervivencia.

Es fácil sentirse hiperestimulado, dado que nuestro cerebro está diseñado para vivir en ese mundo arcaico. Y, al igual que le ocurría a Rachel, a quien hemos conocido al principio de este capítulo, muchos de nosotros adoptamos conductas que ponen a nuestro cerebro en alerta máxima sin ni siquiera darnos cuenta de ello.

Como hemos explicado en el capítulo 3, tanto si lo llamamos miedo como estrés o hiperestimulación, cuando el cerebro se halla en alerta máxima, es más sensible al dolor. Esto puede parecer una mala noticia, ya que vivimos en un mundo que parece decidido a mantenernos en estado de alerta máxima, pero en realidad es una buena noticia porque, una vez que reconocemos el modo en que ponemos involuntariamente a nuestro cerebro en dicho estado, tenemos la posibilidad de modificarlo. Efectuando sencillos ajustes en algunas de nuestras conductas diarias, es posible mantener el cerebro en un estado de mayor tranquilidad y reducir el dolor.

Siempre es positivo que se reduzca el dolor, y, además, también nos ayudará con el proceso. Cuando el dolor es menor, se reduce la probabilidad de sufrir retrocesos y se facilita la presencia de experiencias correctivas.

No obstante, como todo lo demás en este libro, el objetivo no es conseguir la perfección. No tenemos que arrojar el teléfono móvil por la ventana. No debemos abandonar nuestro trabajo, ni tenemos que irnos a meditar a la cima de una montaña. Lo único que hay que hacer es reconocer y reducir los comportamientos que ponen de manera innecesaria a nuestro cerebro en alerta máxima. Eso es todo. Con el tiempo, reducir esos comportamientos calmará nuestro cerebro y disminuirá el dolor. Pero la presión por alcanzar la perfección surte el efecto contrario. Así pues, debemos tener paciencia con nosotros mismos. Cambiar los viejos hábitos insume tiempo.

La máquina tragaperras en el bolsillo

Asistí a la escuela primaria con un tipo llamado Brett, un tipo excelente que era muy bueno en el *dodgeball* (balón tiro). No he hablado con Brett en los últimos treinta años. Y, sin embargo, sé lo que comió ayer en su desayuno. ¿Que cómo lo sé? Bien, Brett tomó una foto de su desayuno y escribió «Qué rico» en ella, publicándola en las redes sociales. A cientos de kilómetros de distancia, mi teléfono sonó para avisarme de que uno de mis amigos tenía una nueva publicación. Hice clic y ahora lo sé. Eran tostadas francesas. (Y, para que conste, tenían un aspecto muy apetecible).

Sé lo de las tostadas francesas de Brett porque hice clic en esa notificación. Pero el motivo por el que hice clic en ella es otra cuestión. Y la respuesta tiene que ver con las ratas y las máquinas tragaperras.

En el capítulo 6, hablamos de B.F. Skinner y sus experimentos con ratones. Cada vez que el ratón pulsaba una palanca, recibía una bolita de comida. Como a los ratones les encantan las bolitas de comida, el comportamiento se reforzaba y se convertía en un hábito. Este tipo de refuerzo se llama «continuo», porque cada vez que se presionaba la palanca, se liberaba una bolita. El refuerzo continuo forma hábitos muy fuertes. Pero entonces Skinner descubrió una forma de crear hábitos aún más fuertes: el refuerzo intermitente.[6] Con este tipo de refuerzo, a veces, cuando el ratón presionaba la palanca, recibía un sabroso bocado, pero otras veces no recibía nada. El refuerzo intermitente crea hábitos que son muy difíciles de romper.

Skinner construyó básicamente una máquina tragaperras para ratones.[7] Los ratones eran como jugadores desesperados en Las Vegas que seguían tirando de la palanca con la esperanza de que les tocase el premio gordo (excepto que sin el humo de los cigarrillos y las bebidas aguadas). Cuando los ratones o los jugadores «ganan», sus neuronas liberan una sustancia química llamada dopamina,[8] que forma parte del sistema de recompensa del cerebro. La descarga de dopamina tiene lugar con actividades como comer o tener sexo y, básicamente, nos induce a querer seguir haciendo ese tipo de cosas. En otras palabras, la dopamina crea hábitos y también adicciones: la cocaína, por ejemplo, potencia la descarga de dopamina en el cerebro.[9]

Es la dopamina la que lleva a los jugadores a seguir jugando, pero eso no es lo único que ocurre en su cerebro. Los jugadores también presentan niveles elevados de cortisol, una hormona del estrés a la que ya nos hemos referido,[10] lo cual tiene sentido, porque el juego es estresante. Ganar es emocionante, pero perder es doloroso, y en cualquier caso nos pone en estado de máxima alerta. Para nuestra información, si padecemos dolor crónico, convertirse en jugador profesional es una elección desastrosa.

El problema es que los teléfonos móviles también hacen que nuestro cerebro libere dopamina y cortisol.[11] En cierto modo, son como los juegos de azar. Cada vez que escuchamos una notificación o sentimos un zumbido en nuestro bolsillo, es como si lanzásemos los dados. ¿Será un bonito mensaje de un amigo? ¿O un molesto correo electrónico del trabajo? ¿Una posible alma gemela que nos ha seleccionado en una aplicación de citas? ¿O es nuestra antigua universidad pidiéndonos una donación?

Los científicos han descubierto que los niveles de cortisol aumentan en el caso de que escuchemos el teléfono o incluso cuando creemos oirlo.[12] (El 89 % de los participantes en cierto estudio experimentaban «vibraciones fantasma», es decir, creían que su teléfono vibraba cuando en realidad no lo hacía,[13] lo cual lleva escrito el mensaje de «alerta máxima»). Cuando mi teléfono sonó para avisarme de lo que Brett había desayunado, mi cerebro experimentó un potente cóctel de dopamina y cortisol que me puso en estado de máxima alerta. Y todo lo que obtuve fue la foto de unas tostadas francesas que ni siquiera llegué a saborear. ¿Mereció la pena?

La dopamina nos lleva a revisar nuestro teléfono, mientras que el cortisol nos mantiene en alerta máxima. Una encuesta realizada en el Reino Unido reveló que por término medio una persona consulta su teléfono móvil 221 veces al día.[14] Eso es mucha alerta máxima.

Sin embargo, lo anterior no solo se aplica a los teléfonos. Si revisamos el correo electrónico de manera obsesiva, vemos las noticias todo el día o participamos en repetidos debates por internet, estamos poniendo al cerebro en alerta máxima, lo que sin duda se reflejará en nuestro dolor.

No pido que renunciemos a la tecnología moderna. Lo único que sugiero es analizar detenidamente el uso que damos a dicha tecnología. ¿Estamos satisfechos con el uso que hacemos de ella? ¿Nos hace sentir bien o mal la mayor parte del tiempo?

¿Qué nos parecería utilizarla menos? ¿Y deshacernos de algunas aplicaciones o, al menos, desactivar las notificaciones de las mismas? ¿Dedicar ciertas horas a desconectar? Eso daría a nuestro cerebro y nuestro dolor la oportunidad de relajarse. El desayuno de Brett puede esperar.

AFRONTAR LA INCERTIDUMBRE

En su libro, *Bossypants*, Tina Fey relata su lucha con una importante decisión vital al acercarse a los cuarenta años.[15] ¿Debería tener un segundo hijo o seguir centrada en su carrera? Sentía que tenía que elegir entre ambas opciones, ya que, como ella misma afirma, «la ciencia demuestra que la fertilidad y las ofertas cinematográficas caen en picado en el caso de las mujeres que ya han cumplido los cuarenta».

Tras meses de ansiedad, se encontró en la consulta de su médico para una revisión anual. En el momento en que su médico entró en la habitación, Tina rompió a llorar.

Su médico la escuchó sopesar ansiosamente los pros y contras de cada opción, y luego le respondió con calma: «Pase lo que pase, todo irá bien».

Eso fue lo único que hizo falta. La ansiedad de Tina desapareció.

La sensación de incertidumbre es difícil de tolerar. A menudo nos presionamos cuando nos enfrentamos a lo desconocido:

«¿Debo ir a UCLA o a la USC?».

«¿Debería buscar un trabajo o llevar a cabo un máster?».

«¿Debo pedir pizza o ensalada?».

A veces, nos ponemos tan nerviosos a la hora de tomar una decisión que nos parece que un resultado será estupendo y el otro será un completo desastre. Ese tipo de pensamiento extremo seguramente activará nuestras señales de peligro. He sido testigo de este patrón en muchos de mis pacientes. Les atormenta tener que elegir. Se convencen a sí mismos de que hay mucho en juego, lo cual mantiene a su cerebro en alerta máxima y exacerba su dolor.

En estos momentos, lo mejor que uno puede decir para reconfortar a la persona es: «Pase lo que pase, todo irá bien».

Entonces, ¿significa eso que un resultado no es preferible al otro? Por supuesto que no. Muchas veces un resultado será más deseable que el otro. Pero hay una gran diferencia entre decirse a uno mismo: «Un resultado es genial, y el otro, un desastre», o bien: «Ambos resultados están bien, aunque uno parece mejor que el otro». Una situación nos resulta aterradora, mientras que la otra nos tranquiliza.

¿Recordamos la reevaluación de la seguridad? Es la parte del seguimiento somático en la que nos enviamos mensajes de seguridad. «Pase lo que pase, todo irá bien» es un tipo de reevaluación de la seguridad realmente eficaz ante la incertidumbre.[16] Reconforta a nuestro cerebro en un nivel fundamental, haciéndole saber que no se halla en peligro.

Por supuesto, el 1 % de las veces, realmente no vamos a estar bien de ninguna manera. Por ejemplo, si nos comunican que padecemos un tumor y que en el plazo de tres días sabremos si es maligno o benigno, no estaremos bien. En estos casos, lo único que podemos hacer es utilizar cualquier mecanismo de afrontamiento que tengamos a nuestro alcance para superar ese periodo de espera, confiando en que el resultado será positivo. Sin embargo, en el 99 % de los casos, todo saldrá bien de cualquier manera. Y, cuando nos preocupamos por un resultado concreto o nos atormenta tener que tomar una decisión, transmitirnos ese tipo de mensajes contribuirá en gran medida a reducir la ansiedad y nos ayudará a sentirnos seguros.

Por cierto, Tina Fey terminó teniendo un segundo hijo y siguió haciendo películas hasta los cuarenta años. Lo que demuestra que no solo la mayoría de las cosas que nos preocupan nunca ocurren en realidad, sino que a menudo, cuando dejamos de preocuparnos, permitimos que nuestra vida emprenda una dirección que nunca habríamos previsto.

LA PERSPECTIVA DEL PACIENTE

Solía odiar los mensajes de texto. Parecerá una locura, pero nunca sabía qué responder. Si un amigo me pedía que saliésemos juntos, me preocupaba que, si solo le decía «claro», pensara que no quería hacerlo. Pero, si enviaba un mensaje de texto diciendo «estupendo», tal vez parecería demasiado ansioso.

Y así con todo. Hacía que lo que estaba en juego fuera mucho más importante de lo necesario. Cuando escribía un correo electrónico, ¿debía terminar con «gracias» o «te estoy muy agradecido»? Cuando iba de compras, ¿qué camisa debía comprar? Pero lo peor era intentar conciliar el sueño por la noche. Me acostaba presa de la preocupación: «Si no me duermo en los próximos diez minutos, mañana estaré agotado. Y, cuando estoy cansado, mi dolor empeora».

Ahora sé que lo que realmente empeoraba mi dolor era convertir todo en una situación límite. Siempre me ponía en el peor de los casos. Era agotador.

Las cosas empezaron a cambiar en el momento en que empecé a despreocuparme. Si me asustaba por algo que carecía de importancia, respiraba profundamente y me decía: «Todo va a salir bien». Si compraba una camisa y luego me daba cuenta de que no me gustaba, no pasaba nada. Simplemente no tenía que ponérmela. Si no dormía lo suficiente, tampoco ocurría nada. Solo estaba un poco más cansado al día siguiente.

En ocasiones, sigo estresándome en diferentes situaciones, porque es una respuesta automática. Pero, pasados unos segundos, pienso: «¿Qué estoy haciendo?». Y me tranquilizo. En los viejos tiempos, eso habría supuesto horas de ansiedad; ahora son un par de segundos.

Es curioso porque mi novia es muy parecida a como era yo. Se estresa con enorme facilidad. Como soy un experto en este

> campo, me parece obvio que se preocupa sin
> motivos. Sin embargo, he aprendido que no sirve
> de nada que se lo diga.
>
> MATTHEW

SENTIRSE ATRAPADO

En otoño del año 2006, volé a Nueva York para asistir a una conferencia. Me hacía mucha ilusión el viaje. Recuerdo que me sentía emocionado mientras me acomodaba en el asiento junto a la ventanilla con un puñado de revistas. Había hecho grandes progresos con mi dolor de espalda y estaba preparado para ese vuelo, o por lo menos eso creía.

Quince minutos después de sentarme, me empezó a doler la espalda. Cambié de postura, pero el dolor era cada vez mayor. Sabía que solo había una forma de aliviarlo: levantarme y estirar la espalda. Pero cuando miré, para horror mío, el tipo del asiento del medio estaba dormido. Recién había terminado la demostración de seguridad, ¿cómo es que ya estaba dormido? Me sentía atrapado.

Ya me dolía la espalda, y el hecho de sentirme atrapado puso mi cerebro en alerta máxima, lo que empeoró el dolor. Probé diferentes posturas. Intenté sentarme sobre mi chaqueta. Intenté usar las revistas como soporte lumbar. Nada me ayudaba. El resto del vuelo fue una agonía.

La mayoría de los enfermos de dolor crónico han experimentado la frustración de sentirse atrapados con sus síntomas. Es algo que veo mucho en mis pacientes y que contribuye a exacerbar la sensación general de alerta, lo cual solo hace que empeorar su dolor.

Cuando me he referido al proceso, he señalado que hay que utilizar las conductas de evitación en el caso de que el grado de dolor sea alto. Así pues, debemos tratar de no ponernos en situaciones en las que no sea posible hacer uso de las conductas de evitación. Sentirse atrapado interfiere en el proceso e inocula una sensación adicional de peligro en nuestro cerebro.[17]

Logré completar mi vuelo. Y no voy a mentir, fue duro. El tipo que estaba a mi lado se despertó justo antes de aterrizar. Parecía feliz y renovado. Una parte de mí quería meterlo en el compartimento superior, pero no lo hice. Sin embargo, aprendí una valiosa lección sobre la sensación de estar atrapado.

Lo primero que hice al aterrizar fue cambiar de asiento en el vuelo de vuelta y sentarme en el pasillo. La diferencia fue abismal. Podía levantarme, estirarme o ir al baño cuando quisiera. Aunque, al final, solo necesité levantarme de mi asiento un par de veces, saber que podía hacerlo me ayudó a sentirme más tranquilo y seguro.

Una vez tuve un paciente con sequedad crónica de boca. Cada vez que se quedaba bloqueado en algún lugar sin acceso fácil a la bebida, se sentía atrapado. Su ansiedad se disparaba y empeoraba sus síntomas. Empezó a llevar una botella de agua a todas partes. A veces resultaba incómodo, pero le hacía sentirse seguro y que tenía el control.

Otro paciente padecía dolores articulares y se sentía atrapado en situaciones sociales en las que debía estar de pie durante periodos prolongados. A él y a su esposa siempre les había gustado asistir a cócteles con sus amigos, pero ahora empezaba a temerlos. Le resultaba difícil seguir las conversaciones con otras personas porque internamente sentía pánico: «¿Cuánto tiempo más vamos a estar aquí? ¿Cuánto va a empeorar mi dolor?». Juntos elaboramos un plan para que no se sintiera atrapado. Él y su mujer empezaron a ir en coches separados para que, si se sentía agobiado, pudiera volver a casa antes y no sentirse culpable por arrastrarla con él. Y también puso en práctica el hecho de decir a sus amigos: «Oye, me agrada mucho esta conversación, pero ¿te importa que nos sentemos? Las rodillas me están matando».

Sus interlocutores estaban encantados de complacerle, y él pudo disfrutar de las fiestas sin experimentar miedo ni sentirse presionado.

Animo al lector a que piense en las situaciones en las que se siente atrapado por el dolor. ¿Hay alguna forma de evitarlas? ¿Existe, por lo menos, algún modo de minimizarlas? Cuanto más éxito tengamos en ello, menos miedo sentiremos. El cerebro nos lo agradecerá.

Por supuesto, habrá situaciones en las que nos sintamos atrapados y no podamos hacer nada al respecto. Si estamos sentados en la primera fila de una boda, no vamos a levantarnos en plena ceremonia, sin importar cuánto nos duela la espalda o lo mucho que se alargue el evento. Quizá nuestro corazón se vea asaltado por el miedo y que el cerebro se ponga en alerta máxima mientras un miembro de la familia lleva a cabo otra lectura sobre el significado del amor. Pero seamos sinceros, no vamos a ir a ninguna parte.

En situaciones como esa, tenemos que recurrir a nuestra vieja amiga la reevaluación de la seguridad. Si no podemos evitar el dolor, por lo menos podemos enviarnos mensajes de seguridad: «Me duele la espalda. Me siento atrapado. Pero todo va a ir bien. Esta es una situación temporal. Pronto terminará la ceremonia. El novio besará a la novia, y yo me despediré de esta silla y no volveré a sentarme en ella. Ya no estaré atrapado. Durante el resto de la boda seré libre de levantarme cuando quiera. La hora del cóctel..., la cena..., la tarta... Sobre todo, la tarta. Me comeré toda la tarta, y lo haré de pie».

Cambiar las conductas que nos ponen en alerta

Empezamos este capítulo hablando de Rachel, la paciente que estaba en alerta máxima todo el tiempo sin darse cuenta siquiera de ello. Pero no es la única. He identificado este patrón en mis pacientes, mis amigos e incluso en mí mismo. Como es tan común, es fácil caer en el hábito de la alerta máxima. Es fácil quedarse atrapado en conductas que aceleran nuestro cerebro sin saber que lo estamos haciendo. En este capítulo, he hablado de las conductas problemáticas más comunes de las que soy testigo: el uso excesivo de la tecnología, la lucha contra la incertidumbre y el sentirse atrapado. Espero que recapacitemos en el papel que desempeñan estas cuestiones en nuestra vida y en nuestro dolor. Pero, por favor, debemos pensar también más allá de ellas, pensar en cómo nos sentimos a lo largo del día. ¿Hay algo que nos cause estrés o miedo o que nos ponga en alerta? ¿Qué hacer para minimizar ese desencadenante? ¿Tenemos la posibilidad de evitarlo por lo menos una parte del tiempo? ¿Hay algo que podamos hacer para reducir su impacto en nosotros? Diseñar una estrategia para reducir el nivel de alerta máxima será de gran ayuda para nuestro dolor y para nuestra vida.

Eso es exactamente lo que hizo Rachel. Una vez que la convencí de que la forma en que se sentía todos los días no era normal (o, por lo menos, no debería serlo), se mostró predispuesta a efectuar cambios. El primer paso fue analizar sus conductas de alerta para ver si podíamos modificar algunas de ellas. Y esto es lo que descubrimos:

Nada más despertarse por la mañana, Rachel comprobaba de inmediato su teléfono. Normalmente, le esperaban varios mensajes de trabajo y correos electrónicos. Todavía no se había lavado los dientes ni había bebido un sorbo de café, y ya estaba en alerta máxima. En general, las mañanas eran frenéti-

cas para ella. Siempre llegaba tarde al trabajo, aunque se apresuraba para llegar a tiempo. No es precisamente un inicio de día
tranquilo y seguro.

En el trabajo, las jornadas de Rachel rebosaban de actividad.
Programaba reuniones una detrás de otra. No tenía tiempo para
relajarse.

Por último, solía sentirse atrapada en el trabajo, no por el trabajo en sí, sino por las charlas. Cuando sus dolores de cabeza
eran especialmente fuertes, hablar los empeoraba. Y la gente se
pasaba a menudo por su despacho para charlar. El esfuerzo de
mantener una conversación con la cabeza palpitándole era arduo,
pero no quería parecer maleducada, de manera que intentaba actuar con normalidad y sobreponerse al dolor.

Una vez identificadas las conductas de alerta, elaboramos un
plan para ayudar a frenarlas. El plan era muy sencillo. Los hábitos
son difíciles de romper, razón por la cual queríamos que fuera lo
más fácil posible. Rachel aceptó las siguientes pautas:

- Evitar mirar su teléfono antes de llegar al trabajo.
- Poner el despertador un poco antes para prepararse y con-
ducir al trabajo sin prisas.
- Programar un mínimo de tiempo de descanso entre las reu-
niones siempre que fuese posible.
- Excusarse si se sentía atrapada por una conversación.

Aunque no eran cambios drásticos, pensamos que serían suficientes para mejorar el estado mental de Rachel a lo largo de la
jornada. El comienzo fue un poco difícil. El primer cambio fue
el más complicado para ella. Confiar en la pura fuerza de vo-
luntad no funcionó, porque era muy fácil consultar accidentalmente su teléfono. Al final, empezó a poner el teléfono en modo

avión por la noche para cambiarlo al modo normal cuando llegaba a la oficina.

Rachel no podía creer lo mucho más tranquilas y calmadas que eran sus mañanas. Podía empezar cada día con su cerebro en un estado de seguridad y de alerta mínima. Y, si bien seguía trabajando duro y tenía muchas reuniones, las reuniones estaban más espaciadas, por lo que disfrutaba de descansos entre ellas. Esto le permitía relajarse un poco después de una reunión intensa. En ocasiones, seguía en estado de alerta, pero no todo el tiempo, lo cual supuso una gran diferencia.

Rachel también empezó a protegerse cuando se sentía atrapada en una conversación. Cuando su dolor era elevado, aprendió a excusarse educadamente, y sus compañeros de trabajo se mostraban comprensivos.

Antes de estos cambios, Rachel había tenido problemas con el proceso. Sus dolores de cabeza eran tan frecuentes y graves que apenas tenía oportunidad de practicar el seguimiento somático. Había estado utilizando conductas de evitación y enviándose a sí misma mensajes de seguridad, pero no progresaba. Se sentía bloqueada.

Al enfrentarse a su hábito de alerta máxima, Rachel redujo su nivel general de estrés. Aunque le costó tiempo y paciencia, al final padecía menos dolores de cabeza y estos eran más leves. Disfrutaba de más oportunidades de utilizar el seguimiento somático para obtener experiencias correctivas. Y, a la postre, empezó a dominar el proceso.

Nuestro hábito de alerta máxima puede ser similar al de Rachel o completamente distinto. En cualquier caso, espero que su historia suponga una inspiración para realizar pequeños, aunque significativos, cambios en nuestra vida que nos infundan seguridad y tranquilidad a lo largo del día.

En el capítulo 8, profundizaremos aún más en el modo en que nuestros pensamientos y sentimientos influyen en el dolor crónico. Hablaremos de estrategias para reducir el miedo y conectar con la positividad tanto a nivel mental como corporal.

CAPÍTULO 8

CÓMO SENTIRSE BIEN

UNA GRAN PARÁBOLA, llamada «El cuento de los dos lobos»,[1] trata de una conversación que mantuvieron un anciano sabio y su joven y curiosa nieta. La niña escucha con entusiasmo lo que le cuenta su abuelo:

–Hay una lucha en mi interior. Es una lucha terrible entre dos lobos. Uno es el mal, el miedo, la envidia, el arrepentimiento, la codicia, la culpa, la inferioridad, la vergüenza, el resentimiento y la mentira. El otro es el bien, la alegría, la paz, el amor, la esperanza, la serenidad, la bondad, la generosidad, la compasión y la verdad. La misma lucha tiene lugar dentro de ti. Esta batalla se libra dentro de cada persona que vive en este mundo.

Los ojos de la nieta se agrandan mientras el anciano guarda silencio. Al final, pregunta:

–Pero, abuelo, ¿qué lobo ganará?

–El que tú alimentes –le responde.

Me encanta esta historia. Me pone la piel de gallina cada vez que la leo. Al igual que el abuelo sabio, creo que todo el mundo alberga en su interior tanto lo positivo como lo negativo. Todos sucumbimos a veces al miedo, la duda y la desesperación. Todos nos deleitamos en ocasiones con la alegría, la paz y la esperanza.

Pero, en mi opinión, el equilibrio entre ambos es especialmente importante para los enfermos de dolor crónico. Y, como este es un libro que trata de la neurociencia del dolor, no estoy hablando de lobos místicos, sino de cómo se activan las neuronas en nuestro cerebro. («La historia de dos vías neuronales» no suena tan bien, sin embargo).

Como sabemos, el miedo hace que el cerebro se sienta abrumado por el peligro. Nos pone en alerta máxima. Hace que seamos más propensos a malinterpretar las sensaciones seguras procedentes del cuerpo como si fuesen peligrosas. El miedo empeora el dolor.

Las emociones positivas tienen el efecto contrario. Nos hacen sentir felices y seguros. Tranquilizan el cerebro y hacen descender la alerta. Las emociones positivas calman el dolor.[2]

En el último capítulo, nos hemos centrado en las conductas que hacen que el cerebro se vea asaltado por una sensación de peligro, exacerbando el dolor. Este capítulo trata de los pensamientos y sentimientos que tienen el mismo efecto. Vamos a aprender a sobreponernos al miedo y a conectar con la positividad para inclinar la balanza más allá del dolor, propiciando una existencia más segura y feliz.

ENTRENAR EL CEREBRO

En el capítulo 2, hemos hablado de una vieja regla científica «Las neuronas que se activan juntas se conectan entre sí». Nuestros pensamientos, sentimientos y comportamientos controlan diferentes vías neuronales. Cuando practicamos ciertas conductas o tenemos determinados pensamientos una y otra vez, las neuronas se «conectan». La asociación entre ellas se hace más fuerte y se activan juntas con mayor facilidad, de manera que esos pensamientos y conductas están cada vez más arraigados. Por otro lado, si no utilizamos ciertos patrones durante un tiempo, las conexiones entre las neuronas se debilitan, esas conductas se oxidan y esos pensamientos y sentimientos empiezan a desvanecerse.

La terapia de reprocesamiento del dolor consiste en asumir el control de ese sistema. Está diseñada para debilitar las asociaciones que conducen al dolor –miedo, peligro, ansiedad– y reforzar las conexiones que queremos favorecer: seguridad, calma, libertad.

Así como nuestro cerebro adquiere nuevas habilidades con la práctica y la repetición, también puede mejorar ciertos estados emocionales. Reforzando las conexiones cerebrales, aprendemos a alejarnos del miedo y gravitar hacia las cosas que nos hacen sentir bien.

Si albergamos pensamientos negativos a lo largo del día, estaremos reforzando esas asociaciones en nuestro cerebro y entrenándolo para que sienta miedo con mayor facilidad. Sin embargo, cuando dejamos de alimentar esos pensamientos, se potencia el debilitamiento de las vías neuronales correspondientes. Con el tiempo, el miedo se desvanecerá y los pensamientos negativos serán menos frecuentes. De igual modo, si nos aislamos de las sensaciones agradables procedentes de nuestro cuerpo, esos circuitos cerebrales caerán en desuso, siendo más difícil conectar con dichas sensaciones porque careceremos de práctica suficiente. Sin embargo, si cultivamos las sensaciones físicas positivas, volveremos a fortalecer dichas conexiones. Entonces entrenaremos a nuestro cerebro para sentirse bien con más facilidad.

No debemos preocuparnos, no voy a decir que «miremos el lado bueno» de las cosas o que siempre «tengamos pensamientos felices». Aunque eso suena muy bien, es inútil. Voy a proporcionar técnicas específicas para reducir los pensamientos negativos y conectar con los sentimientos positivos. Pero primero hablemos un poco de la motivación que subyace a estas técnicas.

COMENCEMOS CON LA COMPASIÓN HACIA UNO MISMO

Imaginemos que nuestro hijo de cinco años asiste a la guardería por primera vez. Le preparamos la fiambrera, le cerramos la mochila y nos sentimos orgullosos de que entre en el aula.

Al salir del colegio, lo recogemos y vemos que tiene lágrimas en los ojos: ¡un niño de segundo curso lo ha acosado en el patio! De inmediato nos ponemos en acción. Consolamos a Junior con un gran abrazo y le hacemos saber que todo va a ir bien. Planeamos hablar con su maestra y poner fin al acoso. Y, una vez que sus lágrimas se secan, nos vamos a tomar un helado. Los dos reímos mientras hablamos sobre lo buenos que están los helados de menta y los de galletas y crema.

¿Por qué hacemos todo esto por Junior?

No es porque un libro sobre la crianza nos lo haya aconsejado.

No es porque queramos que Junior esté bien adaptado para que crezca, gane mucho dinero y nos mantenga en nuestra vejez.

Es porque amamos de verdad a Junior y nos preocupa el trato que recibe.

Más que cualquier otra sección de este libro, este capítulo trata sobre cambiar la forma en que nos tratamos a nosotros mismos. Sin embargo, no efectuemos estos cambios solo porque yo lo diga, como tampoco los hagamos tan solo para librarnos del dolor. Aunque eso puede ser parte de nuestra motivación, quiero que vayamos más allá. Tenemos que llevar a cabo estos cambios porque merecemos ser tratados con amabilidad y respeto.

Por favor, abordemos los métodos de este capítulo con paciencia y compasión hacia nosotros mismos. Porque, si bien esto es aplicable al conjunto de la terapia de reprocesamiento del dolor, es especialmente cierto en lo que respecta a este capítulo.

LA PERSPECTIVA DEL PACIENTE

Mientras crecía, mis padres tenían un matrimonio muy infeliz. Seguían juntos «por los niños». Siempre fui la pacificadora de mi familia. Siempre intentaba ser lo que los demás necesitaban que fuera. Pasé toda mi vida sin prestarme atención a mí misma porque estaba centrada en los demás. Creía que eso era algo bueno, pero ahora me doy cuenta de que no es así. Ahora miro hacia atrás y me produce una gran tristeza el modo en que me descuidé a mí misma.

Si bien la compasión hacia uno mismo era un concepto que entendía desde un punto de vista intelectual, no estaba segura de cómo llevarla a la práctica. Tomaba baños de burbujas. Comía tabletas de chocolate. Leía innumerables libros acerca de amarse a uno mismo. Hacía todas esas cosas y seguía sintiéndome mal.

Hasta que Alan no hizo que me imaginase como una niña no pude conectar con un sentimiento real de preocupación por mí misma. Esa era la pieza que me faltaba. Me imaginaba, con unos ocho años, con mis pantalones de pana color marrón. Y cuando yo, la adulta, observaba la escena, sentía tristeza porque me daba cuenta de todo lo que había tenido que soportar. Y, mientras la miraba, esto fue lo que me suscitó: el impulso de querer tranquilizarla, consolarla y hacerle saber que estaba bien. No sabía realmente cómo amarme a mí misma, pero esto abrió la puerta. Porque ella soy yo.

> Sentir ese tipo de compasión hizo que fuera mucho más
> fácil ser amable conmigo misma, lo cual supuso una gran
> diferencia, no solo para mi dolor, sino para toda mi vida.
>
> JENNY

Capturar nuestros miedos

En el capítulo 3, hemos hablado de tres tipos de pensamientos
que desencadenan el miedo: preocupación, presión y crítica. Los
he llamado los «tres grandes» porque los percibo una y otra vez
en mis pacientes. Ponen a nuestro cerebro en alerta máxima y
agravan el dolor. Podemos tender a uno de los «tres grandes» o
a todos ellos.

Los pensamientos negativos son automáticos. No elegimos
tenerlos y, aunque quisiéramos, no podríamos pararlos. Pero eso
está bien. Podemos tomar la decisión de no aceptarlos, lo que les
resta poder. Esta técnica, llamada «capturar nuestros miedos»,[3]
es un proceso sencillo consistente en tres pasos:

1. **Nos fijamos en el pensamiento que nos produce miedo.**
   Esto parece fácil, pero requiere algo de práctica. Estos
   pensamientos son automáticos y, si hemos convivido con
   ellos durante mucho tiempo, puede que ni siquiera nos demos cuenta de que son pensamientos negativos. Debemos
   prestar atención a la actividad de nuestra mente para ver
   si nos sorprendemos gravitando hacia el miedo. Una vez
   que advirtamos un pensamiento de miedo...

2. **No debemos creerlo.** Cuando tenemos un pensamiento negativo, nuestro impulso es complacerlo, darle vueltas e imaginar todo tipo de consecuencias negativas.

Intentemos resistirnos a esa tentación. En lugar de afe-
rrarnos al pensamiento, lo dejamos pasar.

3. **Nos enviamos un mensaje de seguridad.** Queremos sustituir el pensamiento de temor por una rápida dosis de positividad.

Cada vez que nos percatamos de un pensamiento negativo, nos
negamos a creerlo y nos enviamos un mensaje de seguridad, estamos reduciendo el nivel de peligro en nuestro cerebro. Y menos peligro significa menos dolor. Los estudios demuestran que,
cuando los pacientes aquejados de dolor afrontan sus miedos, el
dolor disminuye.[4]

Creo que, cuando empecemos a controlar nuestros propios
pensamientos, nos sorprenderá la frecuencia con la que los miedos intentan colarse. Pero debemos recordar que no tenemos que
afrontar todos y cada uno de ellos. Castigarnos por no afrontar
todas las críticas no es sino otra crítica. Veamos ahora tres ejemplos de cómo relacionarnos con nuestros miedos:

Preocupación

Dave, un paciente con tendencia a preocuparse, se preocupaba
por el trabajo, le preocupaban las relaciones e incluso le preocupaba que yo dejara de verle a causa de que se preocupaba mucho.

No es de extrañar que, en el momento en que empecé a repa-
sar con él las técnicas de la terapia de reprocesamiento del dolor, su mente respondiera de la misma manera:

«¿Es mi lista de evidencias lo bastante extensa?».

«¿Y si no identifico ninguna conducta de evitación?».

«¿Estoy haciendo bien el seguimiento somático?».

La preocupación de Dave se había convertido en algo habitual. Y, cada vez que tenía uno de esos pensamientos, lo creía a

pies juntillas: reflexionaba en él, lo discutía y pensaba en las posibles consecuencias.

Ayudé a Dave a ver lo que hacía su mente: tenía un suministro infinito de preocupaciones preparadas para saltar a cada momento.

—¿Y si no soy capaz de atraparlas? —me preguntó.

—Justo ahí hay otra —le respondí—. ¿Ve lo escurridizas que son?

Empezó a percibir que su tendencia a preocuparse era solo un hábito. Cuando veía surgir una preocupación, simplemente se reía y pensaba: «Cerebro, ya estás haciendo de las tuyas». Sabía que estaba a salvo y se sentía orgulloso de tratarse de la manera adecuada.

Presión

Dahlia era una nueva paciente que solicitaba ayuda para su dolor de cuello. En nuestra primera sesión, me dijo que se iba a casar muy pronto.

> **Dahlia:** Así pues, tengo que liberarme completamente del dolor en seis semanas, porque quiero que la boda sea perfecta.
>
> **Yo:** «Perfecto» es una palabra peligrosa porque conlleva mucha presión. Por lo que me ha contado, usted y su prometido están profundamente enamorados.
>
> **Dahlia:** Es verdad. Estamos locos el uno por el otro.
>
> **Yo:** Y sus amigos y familiares vienen de todo el país.
>
> **Dahlia:** Van a venir todas las personas a las que queremos, todas reunidas en un mismo lugar. ¡Es maravilloso!
>
> **Yo:** Eso suena muy bien. En lugar de presionarse tanto, ¿cree que podría centrarse en disfrutar de ese día?
>
> **Dahlia:** Sí, eso tiene sentido... Pero creo que la mejor manera de disfrutar de él es que sea perfecto.

Finalmente, convencí a Dahlia de que la presión empeoraba su dolor (y probablemente su boda). El mensaje subyacente detrás de los pensamientos de presión es «¡Tengo que hacer esto o si no...!». «O si no» es el tipo de cosa que inunda nuestro cerebro de peligro. Lo que queremos es sustituirlo por mensajes de seguridad que transmitan que todo va a ir bien.

Dahlia empezó a ser consciente de sus pensamientos de presión y a decirse a sí misma: «Pase lo que pase, mi boda va a ser genial». Y lo fue.

No fue perfecta. El peluquero llegó una hora tarde. Una de las damas de honor se equivocó de color de vestido (¿quién sabía que había diferentes tonos de burdeos?). Y a Dahlia le dolía un poco el cuello justo antes de la ceremonia. Pero le pareció bien. Al quitarse la presión, pudo disfrutar de su boda, incluso con imperfecciones.

Crítica

Mi paciente Maggie era una actriz que luchaba contra la autocrítica. Después de una audición, su mente siempre se llenaba de pensamientos negativos: «No le he puesto suficiente emoción», «Debería haberme preparado más», «¿Por qué diablos he utilizado ese acento tan arcaico?».

Pero un día Maggie tuvo lo que todo actor sueña: la audición en la que todo encaja. Encarnó completamente el personaje. Todas sus decisiones creativas fueron acertadas. A los responsables del *casting* les encantó.

Maggie acertó de pleno. No había absolutamente nada que criticar de su actuación. Aun así, mientras conducía de vuelta a casa, la asaltó un pensamiento: «¿Por qué me he despedido de una manera tan rara al marcharme?». Lo que demuestra lo implacables que son los pensamientos críticos.

Cualquier autocrítica se reduce básicamente a la misma idea: «Me ocurre algo». Así pues, lo que queremos es contrarrestar las críticas con un mensaje de seguridad que diga: «No hay nada negativo en mí. Estoy bien tal y como soy».

Maggie trabajó para detectar sus miedos. Con la práctica, aprendió a darse cuenta de los pensamientos críticos, a no creérselos y a decirse a sí misma: «No importa cómo haya ido la actuación, sé que soy una buena actriz. Estoy bien tal y como soy».

Con el tiempo, la autocrítica de Maggie fue disminuyendo. Tener menos pensamientos críticos redujo su miedo, la ayudó en su dolor e hizo que conducir a casa después de una audición fuera mucho más agradable (sin importar el acento con el que hubiese hecho la interpretación).

CONSTRUIR LA CREENCIA (UN INSECTO CADA VEZ)

Una pregunta habitual que recibo de parte de los pacientes es la siguiente: «¿Y si no confío en mis propios mensajes de seguridad?».

Eso es completamente normal. El hecho de que alberguemos pensamientos negativos demuestra que hay miedo. Y eso significa que en ocasiones será difícil creer que todo va a ir bien, lo cual también es adecuado. A veces, la acción viene primero y la creencia sucede después.[5] Esa es una lección que me enseñaron un montón de insectos.

Cuando tenía veinte años, leí un libro sobre la compasión. El autor tenía un suministro aparentemente ilimitado de empatía hacia todas las criaturas vivas. Aseguraba que ni siquiera mataba a un bichito cuando lo veía en su casa. En su lugar, lo capturaba con cuidado y lo liberaba en el exterior.

El autor, muy convincente, afirmaba que icon treinta segundos de esfuerzo podemos salvar una vida! Entonces decidí intentarlo. En lugar de aplastar moscas, las espantaba hasta sacarlas de casa. En vez de matar arañas, las recogía con un vaso y un trozo de papel y las reubicaba en el arbusto de la puerta principal.

Trataba a estos insectos con amabilidad y compasión, pero la verdad es que no me importaban en absoluto. Solo lo hacía por lo que había leído en el libro. De hecho, me molestaban un poco porque atrapar una araña con las ocho patas intactas es un trabajo arduo. Pero, al cabo de unas semanas, ocurrió algo sorprendente. Un amigo estaba pasando el rato en mi casa cuando vio una araña de patas largas en un rincón y quiso pisarla. Fue como una escena sacada de una película. Todo empezó a moverse a cámara lenta. «¡Nooo!», grité mientras corría hacia mi amigo.

Lo detuve justo a tiempo. Mientras liberaba a la señora Pataslargas en su hábitat natural, me di cuenta de que, al actuar como si me importaran esos bichitos, en realidad había empezado a preocuparme por ellos.

Recordemos: «Las neuronas que se activan juntas, se conectan entre sí». Tal vez no nos creamos del todo los mensajes de seguridad que nos dirigimos a nosotros mismos, pero cuanto más nos los repitamos, más los asimilará nuestro cerebro. Después de todo, si aprendemos a sentir compasión por un mosquito, también es posible aprender a sentir compasión por uno mismo.

DE LA MENTE AL CUERPO

Cobrar conciencia de nuestros temores es una manera excelente de cambiar el equilibrio existente en nuestro cerebro, de alejarnos del peligro y de acercarnos a la seguridad. Cada vez que nos negamos a creer un pensamiento de miedo, le restamos negatividad. Y, cada vez que nos enviamos un mensaje de seguridad, aumentamos la dosis de positividad. Con el tiempo, los pensamientos automáticos de miedo se tornarán cada vez menos automáticos. Y nuestro cerebro aprenderá poco a poco a gravitar hacia los pensamientos positivos. El resultado final será un cerebro más tranquilo y seguro.

Hacemos lo mismo con las sensaciones físicas. Cuando padecemos dolor crónico, nuestro cerebro es bueno –demasiado bueno– a la hora de experimentar sensaciones negativas en el cuerpo.[6] Lo que queremos es ayudar a nuestro cerebro a desaprender esas sensaciones dolorosas, cosa que conseguiremos con el seguimiento somático.

Pero, al igual que sucede con el hecho de ser conscientes de nuestros temores, a este rompecabezas le falta una pieza. También es útil entrenar el cerebro para que busque cosas que le sientan bien. Se trata de reforzar las vías neuronales de los sentimientos positivos. Y una de las mejores maneras de hacerlo consiste en conectar con las sensaciones corporales que nos hacen sentir de una manera positiva.

Sin embargo, si padecemos dolor crónico, eso es bastante complicado. Resulta difícil explorar las sensaciones positivas del cuerpo cuando el miedo se interpone en nuestro camino. Mi amiga Jane tiene un problema similar con un tipo de miedo un poco diferente.

Escanear las amenazas

Jane tiene un miedo atroz a los perros. Odia admitirlo, porque la gente siempre le repite: «¿Cómo? ¡Pero si los perros son muy simpáticos!». (Cuando Jane me lo contó, yo le dije la misma frase). Ella nunca sabe qué responder a eso, porque para ella los perros no son simpáticos, sino aterradores.

Jane tiene una buena razón para su miedo. Como muchas personas aquejadas de cinofobia, padeció, durante su infancia, una experiencia traumática con un perro. Se encontraba jugando en casa de una amiga cuando el perro de esta –un cocker spaniel muy nervioso– se asustó, persiguió a Jane por el patio y la mordió en la pierna. Seguro que hemos escuchado la expresión «El gato escaldado del agua fría huye». Pues bien, después de ser mordida, Jane es cien veces más miedosa y experimenta una ansiedad enorme cada vez que se le aproxima un perro. Los perros grandes son peores que los pequeños, pero prácticamente cualquier perro desencadena el miedo de Jane, incluso el de la fotografía:[7]

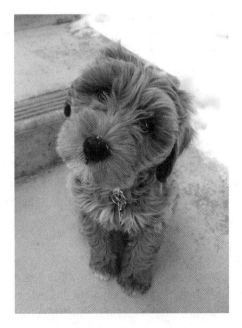

«Jane, nunca te haría daño».

La cercanía de un perro, hace que Jane se ponga muy nerviosa y trate de permanecer alerta: «¿Va a saltar sobre mí?», «¿Va a perseguirme?», «¿Me morderá?».

Aunque entiendo el miedo de Jane, me entristece. Por culpa de un suceso traumático, se pierde muchas experiencias caninas maravillosas: jugar a buscar, salir de paseo, rascarles la barriga mientras agitan sus patas. (¿Qué ocurre ahí?) Los perros son la felicidad en forma de animal, pero la ansiedad de Jane le impide disfrutarla. Es una pena, pero a muchos enfermos de dolor cró- nico les ocurre algo parecido con su propio cuerpo. Al igual que Jane se vio traumatizada por aquel cocker spaniel, nosotros he- mos sido traumatizados por el dolor. Y así como Jane tiene miedo de todos los perros, empezamos a percibir nuestro cuerpo como una fuente de dolor y miedo.

Cuando Jane está cerca de un perro, se halla en estado de permanente alerta. Pero, si padecemos dolor crónico, las amena- zas no se sientan y jadean a unos metros de distancia, sino que se hallan en nuestro interior. Por ese motivo, muchas personas que sufren dolor exploran sin cesar su cuerpo en busca de problemas. Esto es lo que se conoce como «hipervigilancia».[8]

Es una forma de alerta máxima interna en la que nos volve- mos paranoicos ante cada pequeña punzada o sensación cor- poral. «¿Me ocurre algo malo?», «¿Es eso dolor?», «¿Es una especie de aviso de dolor que no es del todo dolor, pero que tal vez se convierta en dolor más tarde?». El hecho de permanecer en un estado de hipervigilancia nos lleva a estar tan centrados en buscar sensaciones negativas en el cuerpo que nos aislamos de las positivas. Por ese motivo, conectar con las sensaciones agra- dables es una forma estupenda de conseguir que nuestro cere- bro se sienta seguro y de empezar a construir una relación más sana con nuestro cuerpo.

Abrazar las sensaciones positivas

Desde el momento en que empecé a padecer síntomas, me hallaba en uno de estos dos estados: me dolía o esperaba que me doliera. Cada sensación era una amenaza potencial. Si no sentía nada, me preparaba para la primera punzada. Si tenía un indicio de dolor, me concentraba en él y esperaba a que empeorara. Era como si mi cuerpo se hubiera convertido en mi enemigo.

Sin embargo, una vez que empecé a utilizar el seguimiento somático, a captar mis miedos y a enviarme mensajes de seguridad, mi dolor fue disminuyendo poco a poco. No obstante, aunque me sentía mucho mejor, seguía sin confiar en mi cuerpo porque lo consideraba una fuente de peligro. Quería cambiar esa situación. No solo quería sentirme menos mal, sino que deseaba sentirme bien.

Recuerdo estar dando un paseo alrededor de la manzana y abrirme a las sensaciones positivas: el sol acariciando mi piel, la brisa en mi cara, incluso la sensación de la respiración entrado y saliendo del cuerpo. No podía creer lo fácil que era. Ya había dado un millón de paseos, ¿dónde habían estado hasta entonces esas sensaciones? Incluso mis otros sentidos participaban en esa situación. El aroma a hierba recién cortada, el trino de los pájaros de fondo, todo parecía... tan agradable.

A partir de entonces, decidí entrenarme para percibir ese tipo de sensaciones. A lo largo del día, me centraba en las sensaciones que me agradaban. Unas veces estaban presentes, y otras no. Me di cuenta de que no es posible forzar las sensaciones de bienestar, sino que solo podemos abrirnos a ellas. Pero, cuanto más practicaba, más se enfocaba mi atención en ellas de manera automática. Después de años de tratar a mi cuerpo como un enemigo, empecé a considerarlo un aliado.

Abrazar las sensaciones positivas contribuye a que nuestro cerebro se sienta más seguro.[9]

Y esa clase de sensaciones son muy abundantes. Cuando nos esforzamos por conectar con ellas, aprendemos a confiar de nuevo en nuestro cuerpo.

Durante la jornada, comprobamos si podemos apoyarnos en las sensaciones positivas. No hace falta que hagamos nada más, simplemente aprovechamos las sensaciones que se presenten. Si nos duchamos con agua caliente, nos concentramos en la agradable sensación del agua resbalando sobre la piel. Si nos desperezamos por la mañana, prestamos atención a la agradable distensión de nuestros músculos. Si nos gusta la sensación del aire entrando y saliendo de nuestro cuerpo, dedicamos unos momentos a disfrutarla de verdad.

¿Con qué frecuencia debemos apoyarnos en los sentimientos positivos? Tan a menudo como queramos. Es fácil y nos hace sentir bien. Cuanto más practiquemos la apertura a estas sensaciones, más fácil nos resultará. Y, con el tiempo, volveremos a percibir que el cuerpo es nuestro aliado.

La historia de Rex

He pensado que sería útil compartir una historia de recuperación relacionada con las técnicas que hemos abordado en este capítulo. Así pues, aquí está el caso de un paciente llamado Rex, que superó una cortadora de césped, una carrera de casi trece kilómetros y décadas de presión hasta sanar su dolor.

Un día del verano del año 2000, mientras Rex cortaba el césped, sintió una punzada en la espalda. A la mañana siguiente, le dolía tanto que no podía levantarse de la cama. Hizo reposo y se puso hielo, pero no mejoró. Durante los siguientes dieciocho años, a pesar de una plétora de consultas médicas, tratamientos de fisioterapia y sesiones de acupuntura, el dolor de Rex persistió. Maldijo el cortacésped más veces de las que podamos imaginar.

Cuando conocí a Rex, se mostró escéptico de que su dolor fuese de origen neuroplástico. Siempre había creído que el incidente del cortacésped le había causado algún tipo de daño estructural en la espalda. Cada vez que se sentía peor, se decía: «Debo haber levantado algo pesado», o «Ya me he pasado». Siempre se le ocurría alguna razón física cuando se sentía de ese modo.

En el momento en que Rex y yo empezamos a recopilar pruebas y a buscar excepciones, se dio cuenta de que sus explicaciones físicas no siempre encajaban. Llegó a aceptar el carácter neuroplástico de su dolor y finalmente dejó de culpar a su inocente cortacésped. Pero no tardamos en tropezar con otra barrera: a Rex le costaba mucho tener compasión de sí mismo.

Cuando Rex tenía diez años y se acostaba en la cama, imaginaba que algún día abriría una tienda. Y entonces pensaba: «¿Y si nadie viniera a comprar nada?». Ni siquiera se había graduado en la escuela primaria y ya preveía la quiebra.

En la edad adulta, Rex se convirtió en un empresario de éxito. Sin embargo, según comentaba, seguía teniendo un atroz «miedo al fracaso», como cuando era pequeño. Y por ello, se presionaba mucho a sí mismo: «Tengo que tener éxito», «No puedo defraudar a estos inversores», «Debo cuidar de mi familia».

No es de extrañar que esa presión se reflejase en nuestras sesiones. No quería fracasar en el tratamiento. No quería fallarme a mí. Y se presionaba mucho para superar el dolor.

Durante una de nuestras primeras sesiones, mantuvimos una conversación que nos hizo comprender este punto:

Rex: Ayer salí a correr, y casi de inmediato fue como si me hubiera reventado la columna vertebral. Mi espalda tenía espasmos y me dolía mucho.

Yo: ¡Siento mucho oír eso! ¿Y qué hizo?

Rex: Terminar la carrera.

Se sometía a tanta presión que ni siquiera se planteó suspender una carrera sin importancia.

Empezamos a trabajar con la autocompasión de Rex. Hablamos de aquel niño de diez años al que, acostado en la cama, le aterrorizaba el futuro. Se entristeció por la presión que sentía ese pequeño, y eso le ayudó a ver que seguía tratándose a sí mismo de la misma manera.

Rex empezó a percibir sus temores. Si su mente se dirigía a ese lugar familiar de presión o preocupación, intervenía porque quería dejar de hacerlo.

Aunque le costó algún tiempo, Rex empezó a cambiar. El éxito seguía siendo importante para él, pero cuidar de sí mismo era más importante. Le enseñé el seguimiento somático, las reglas del proceso y el modo de abrazar las sensaciones positivas. Utilizó todas esas técnicas, poniendo sumo cuidado en aplicarlas sin presión ni urgencia alguna.

Rex terminó superando sus síntomas, pero lo que más le enorgullecía era que ahora daba prioridad a sentirse bien antes que a ser perfecto.

Al igual que Rex, es posible que tengamos la tendencia a tratarnos de forma negativa, algo que quizá hagamos sin darnos cuenta de ello. Sin embargo, el modo en que nos tratamos a nosotros mismos es muy importante. Si cultivamos la autocompasión, afrontamos nuestros miedos y aceptamos los sentimientos positivos, estaremos dando los pasos necesarios para ayudar a nuestro cerebro a sentirse más seguro.

En el capítulo 9, hablaremos de las recaídas, la resiliencia y de tomar las riendas de nuestra recuperación. Abordaremos qué debemos esperar de las recaídas, cómo recuperarnos de ellas y, lo mejor de todo, el modo de prevenirlas.

CAPÍTULO 9
RECAÍDAS, RESILIENCIA Y RECUPERACIÓN

EN EL CAPÍTULO 1, hemos hablado de Casey, el estudiante de enseñanza secundaria que jugaba al béisbol y que traté en el programa *The Doctors*. Gracias a la terapia de reprocesamiento del dolor, Casey fue capaz de superar su angustioso dolor abdominal. Desde la última vez que lo vi, Casey se había graduado en el instituto y matriculado en la universidad. También trabajaba a tiempo parcial y jugaba con su padre en una liga de *softball* para adultos (¿no es genial?). El dolor había desaparecido hacía un par de años, y Casey disfrutaba de la vida.

Hasta que, de repente, recibí este mensaje de texto de su madre: «Hola, Alan, soy Dianna. Una ambulancia se ha llevado a Casey al hospital porque tiene dolor en la misma zona que antes».

Su dolor había vuelto, y era lo suficientemente fuerte como para reclamar la presencia de una ambulancia. Casey padecía una recaída.

Llamé a la madre de Casey y quedé en verlo lo antes posible. Casey estaba en shock porque, hasta ese momento, creía haber superado el dolor para siempre. Lo primero que hice fue asegurarle que las recaídas son normales. Ya había superado el dolor una vez y volvería a hacerlo.

Hemos hablado de por qué vuelve el dolor. Según mi experiencia, las recaídas se producen por varias razones. En ocasiones, un acontecimiento estresante pone al cerebro en alerta máxima y desencadena de nuevo el dolor. Otras veces, los pacientes recaen en antiguos hábitos, como conductas de gran alerta o pensamientos negativos. También es posible que los pacientes se lesionen o crean que se han lesionado. La preocupación por la lesión les lleva a caer en el ciclo de dolor-miedo.

Casey creía que se había lesionado jugando a la pelota con su padre un par de semanas antes. (Me encanta esta familia). Me parece interesante que lo primero que pensara Casey fuese que se trataba de una lesión física. A pesar de que el juego había tenido lugar dos semanas antes de su recaída, a pesar de que había salido en un programa de la televisión nacional y curado su dolor con el enfoque mente-cuerpo, a pesar de que su dolor volvió a aparecer exactamente en el mismo lugar donde tuvo el dolor neuroplástico en el pasado, a pesar de todo eso, el cerebro de Casey buscó de inmediato una causa estructural para el dolor.

No estoy criticando a Casey. Yo hago exactamente lo mismo. Pienso y hablo sobre el dolor neuroplástico durante todo el día, todos los días de la semana, y, sin embargo, cada vez que percibo un nuevo síntoma, mi primer impulso es pensar: «¡Quizá me haya lesionado!». Esto demuestra lo tentador que resulta creer que el dolor proviene del cuerpo. Las evidencias que he descrito en el capítulo 4 también ayudan durante las recaídas.

Le dije a Casey que era escéptico en cuanto a que el juego fuese la causa, pero que incluso si se había torcido un músculo, este se curaría y el dolor desaparecería. No obstante, yo tenía una teoría diferente acerca del retorno del dolor de Casey. Me comentó que hacía poco le habían ascendido en el trabajo y que en su nuevo puesto tenía mucha más responsabilidad y estrés. Mi conclusión fue que el estrés era el responsable de su recaída.

Con independencia de la causa exacta, necesitábamos que Casey volviera a su vida sin dolor. Después de todo, ¡él y su padre tenían que ganar más partidos de *softball*!

TRES ETAPAS Y ESTAMOS FUERA

Me he percatado de que las recaídas de mis pacientes siempre atraviesan las mismas tres etapas.

Primera fase: pánico

Salir del dolor crónico es una sensación increíble. Es como si por fin fuésemos libres. La recaída es exactamente lo contrario, es decir, como si volviésemos a la casilla de salida. No podemos creernos que haya vuelto esta pesadilla que creíamos desaparecida para siempre. Es desmoralizador.

Cuando Casey entró en mi consulta por primera vez después de dos años, percibí la primera fase escrita en su cara. Ni siquiera pensaba que fuera posible una recaída. Creía haberlo superado por completo. Así pues, el retorno del dolor supuso una auténtica sorpresa. El pobre estaba aterrorizado.

Decidimos probar el ejercicio del seguimiento somático. Casey hizo todo lo posible por relajarse. Cerró los ojos y llevó su atención al dolor de su estómago. Intentó observarlo con naturalidad y curiosidad.

No funcionó en absoluto. No había naturalidad ni tampoco curiosidad.

Estaba claro que Casey se sentía demasiado asustado. En este estado, no podría haber observado una mariposa de manera natural y curiosa, y mucho menos la fuente de su temor. No había manera de que tuviese una experiencia correctiva. Pero eso está bien. Lo que nos enseña el proceso es que el momento tiene su importancia. Le dije a Casey que volveríamos a intentarlo más tarde y que, mientras tanto, debía centrarse en enviarse mensajes de seguridad.

Casey estuvo en la primera fase durante sus dos primeras sesiones conmigo. Pero se mantuvo centrado en transmitirse seguridad: «Todo va a salir bien. Ahora mismo estoy en estado de shock. Ya lo superé una vez y volveré a conseguirlo. Estoy a salvo». Pasadas una o dos semanas, su cerebro absorbió estos mensajes y descendió su nivel de alerta. Cuando Casey acudió a nuestra tercera sesión, había pasado a la...

Segunda fase: forzar

En la película *El día de la marmota*, Bill Murray está atrapado en un bucle temporal en el que vive el mismo día una y otra vez.[1] En medio de la película, tiene una cita increíble con Andie MacDowell. El tiempo que pasan juntos es auténtico y maravilloso. Incluso hay una pelea espontánea de bolas de nieve. Las risas y la química entre ambos son extraordinarias.

Al día siguiente (que en realidad es el mismo día), Bill Murray intenta recrear la cita. Pero esta vez ya nada es auténtico ni maravilloso. Dice las mismas cosas románticas que dijo la vez anterior y lanza las mismas bolas de nieve, pero solo como un medio para conseguir un fin. Andie MacDowell siente que algo no funciona. No se parece en nada a la primera cita; la magia simplemente se ha esfumado.

La segunda fase de la recaída en el dolor es exactamente como esa segunda cita. En dicha etapa, los pacientes han superado el pánico de la primera fase. Hacen todo lo correcto, pero con la mentalidad equivocada. Llevan a cabo el seguimiento somático y se envían a sí mismos mensajes de seguridad, pero en lugar de sentir autocompasión y naturalidad, lo hacen con un trasfondo de desesperación y presión, de manera que es lógico que no les funcione.

Cuando Casey llegó a su tercera sesión, se encontraba inmerso en la segunda fase. Y se sentía frustrado: «¡Esta vez no funciona! He olvidado cómo hacerlo».

Le hablé de *El día de la marmota*. Le dije que estaba tratando de forzar por segunda vez algo que sucedió de manera natural la primera vez.

Repasamos las pautas del seguimiento somático de las que hemos hablado en el capítulo 5: disminuir la intensidad e independencia de los resultados. Y, sobre todo, hablamos de la importancia de hacer que su cerebro se sintiese más seguro, no solo con las técnicas, sino también con el espíritu que las anima. Respiró profundamente y prometió intentarlo. Por último, le dije: «Mira el lado bueno: ¡solo te queda una etapa!».

Tercera fase: «¡Oh, sí, así es como funciona!»
Tras el terror de la primera etapa y la frustración de la segunda, en la tercera fase todo vuelve a encajar. Los pacientes hacen ahora las cosas correctas y con la energía adecuada. Y funciona. En esta etapa, dejan atrás la recaída y todo vuelve a encajar en el universo.

No llegué a ver a Casey durante la tercera fase. Había prometido bajar la intensidad y abordar su recuperación desde un lugar de paz y positividad. Y fue fiel a su palabra. El día antes de nuestra cuarta cita, recibí un mensaje suyo: «No creo que tengamos que vernos mañana porque me encuentro perfectamente». Una vez que tuvo la actitud adecuada, fue capaz de utilizar el seguimiento somático para recordar a su cerebro el modo de procesar correctamente las señales enviadas por su cuerpo. Y el dolor desapareció.

Esta es la clave de la tercera fase. Tras la recaída, nos deshacemos del dolor de la misma manera que antes. Porque solo hay un camino para salir del dolor neuroplástico. Superamos nuestros síntomas una vez que el cerebro aprende que el dolor es una falsa alarma, que las sensaciones que ha estado interpretando erróneamente son en realidad seguras.

En mi rostro se dibujaba una enorme sonrisa mientras le enviaba este mensaje a Casey: «¡No hay problema!».

Siempre que uno de mis pacientes padece una recaída, le hablo de estas tres fases. Y entonces mantenemos esta conversación:

Paciente: Ahora que conozco las tres fases, ¿puedo pasar directamente a la tercera?

Yo: No.

Me gustaría que mis pacientes se saltaran las dos primeras fases, pero todos tienen que atravesarlas. Aunque les advierta exactamente acerca de lo que va a suceder, ocurre de cualquier modo. El retorno del dolor supone un shock enorme. Es imposible no asustarse en la primera etapa. Y también es imposible no sentirse desesperado en la segunda. Se necesita tiempo para superar ese shock. A Casey le costó unas semanas. A algunos pacientes les lleva solo unos días o, en el caso de unos cuantos afortunados, un par de horas.

Espero que no padezcamos una recaída, pero si la tenemos, es útil saber cómo va a desarrollarse. Y es especialmente útil albergar la seguridad de que tendrá un final feliz. No importa lo duro que nos parezca en el momento, porque nos recuperaremos. Es una lección que aprendí mucho antes de padecer dolor.

VIAJE POR CARRETERA, RECHAZO Y RESILIENCIA

En mi último año de universidad, en UCLA, me especialicé en economía y me presenté a varias entrevistas de trabajo en empresas de consultoría de gestión. Solo había un problema: odiaba la economía y no quería ser consultor de gestión.

Mi verdadero sueño era salir en el programa *Saturday Night Live*.[2] Durante mi estancia en la universidad, escribía e interpretaba canciones cómicas (pensemos en una mezcla de Adam Sandler y Weird Al Yankovic). Eso era lo que más me gustaba.

Cierto día, después de una clase de economía especialmente aburrida, me harté. Abandoné las clases, subí a mi coche y conduje hasta Nueva York. Durante todo el viaje, ensayé el discurso que iba a pronunciar ante el productor de SNL, Lorne Michaels:

–Señor Michaels, deme tres minutos en el escenario y haré que la casa tiemble hasta los cimientos como nunca antes. (Mi nivel de confianza era inversamente proporcional a mi comprensión de la realidad).

Cuando llegué al número 30 de la plaza Rockefeller, cogí mi guitarra y me dirigí al interior del edificio para encontrarme con mi destino. Había un guardia de seguridad en el ascensor.

Guardia: ¿A qué piso, por favor?
Yo: ¡Al piso de *Saturday Night Live*!
Guardia: ¿Dónde está su pase?
Yo: ¿Mi pase?

No logré ir más allá del ascensor. Al parecer, no se puede entrar desde la calle para hablar con Lorne Michaels.

Mientras volvía a mi coche, me sentía abatido. Mi sueño había muerto.

El viaje de vuelta a Los Ángeles era muy largo, pero en algún momento entre Ohio y Oklahoma tuve una epifanía. No había logrado actuar en *Saturday Night Live*, pero eso no significaba que tuviera que convertirme en consultor de gestión. Me encantaba la comedia e iba a encontrar la manera de ganarme la vida con ella. En otras palabras, me recuperé del incidente.

Después de volver a matricularme en UCLA y terminar mi carrera, empecé a dedicarme a la comedia. Aunque estaba encantado de seguir mi sueño, mis lecciones de resiliencia no habían hecho más que empezar. Empecé a actuar en noches de micrófono abierto. A veces el público me adoraba y otras tan solo me toleraba. En cierta ocasión, el público estaba formado por tres personas, y solo una de ellas se rio. Fue una risa caritativa. Pero seguí adelante.

Cada vez que me recuperaba de un revés, aumentaba mi fe en mi capacidad de recuperación. Escribí nuevas canciones y las probé con distintos públicos. Cuando no funcionaban, las reescribía. Con el tiempo, mis canciones se volvieron más divertidas y mejoré mi interpretación.

Pasé de las noches de micrófono abierto a actuar en clubes y festivales. Empecé a contratar actuaciones en universidades y pronto estuve de gira por todo el país, interpretando clásicos como «Roommate from Hell», «Three Finals in One Day» y la siempre polémica «Sorority Song». Lo había conseguido. Me estaba ganando la vida con la comedia, y todo se debía a que, cuando las cosas se ponían difíciles, yo seguía adelante. Al final, decidí perseguir otro sueño, pero la resiliencia que desarrollé en mis días en la comedia me ha servido en todo lo que he hecho a partir de entonces. Y en ningún aspecto ha sido más importante que en mi lucha contra el dolor.

Mayor resiliencia, menos miedo

La resiliencia es útil en todas las fases del proceso de recuperación del dolor: recaídas, ráfagas de extinción y, especialmente, retrocesos. En el capítulo 6, he animado a minimizar las recaídas como parte de ese proceso. Pero seguirán ocurriendo.

Por muy malas que nos parezcan las recaídas, nos brindan de hecho la oportunidad de desarrollar más resiliencia. Y el desarrollo de la resiliencia es lo que nos lleva a reducir el miedo. Por ejemplo, las primeras veces que fracasé en el escenario, me sentí desolado. Me sudaban poros de la piel que ni siquiera sabía que tenía, Pero me dirigía pequeños mensajes de ánimo: «Es solo una noche», «Mejoraré con la práctica», «Cuando empezó, hasta Jay Leno era nefasto».[3]

Estos mensajes de seguridad me ayudaron a recuperarme. Después de unos meses de pisar los escenarios, la perspectiva de fracasar me daba mucho menos miedo porque ya me había recuperado de ello muchas veces.

Y lo mismo ocurre con el dolor. Cuando uno padece un contratiempo, es muy fácil dejarse abatir por el desaliento y la desesperación. Sin embargo, enviarse mensajes de seguridad ayuda a protegerse de esos sentimientos. Nos recuperaremos. Y, cuantas más veces nos recuperemos, mayor será nuestra confianza en la capacidad de recuperación.

No debemos preocuparnos si no nos consideramos personas resilientes. La verdad sobre la resiliencia es que se trata de un comportamiento aprendido. Si gravitamos hacia la desesperación, no es porque estemos desesperados, sino porque nuestro cerebro lo ha hecho muchas veces. Si nuestra mente se inclina naturalmente hacia la desesperación, no es porque nuestra situación sea grave, sino porque hemos desarrollado poderosas vías neuronales que nos conducen por ese camino.

La ciencia demuestra que con la práctica es posible aumentar la resiliencia.[4] Las técnicas de este libro -ejercitar la autocompasión, percibir nuestros miedos, enviarnos mensajes de seguridad- nos ayudarán a aumentar nuestra capacidad de recuperarnos de la adversidad.

LA PERSPECTIVA DEL PACIENTE

Soy un tipo activo. Me defino como un atleta. Eso fue lo más duro de mi dolor de cadera. Me impedía llevar a cabo las actividades físicas que me gustaban. No podía ser yo.

Cuando tenía días buenos, me sentía más esperanzado. Sin embargo, en el caso de que el dolor aumentase, era devastador. Pensaba: «Nunca podré volver a esquiar. No volveré a hacer ejercicio. Ya no podré correr con mis hijos». Me preocupaba y daba vueltas de manera obsesiva a todo tipo de consecuencias catastróficas.

Sabía que, al reaccionar ante el dolor con toda esta desesperación y miedo, no hacía sino alimentarlo. Necesitaba romper este hábito, pero la atracción hacia la desesperación y el catastrofismo era muy poderosa. Era muy, muy difícil no seguir ese camino. Probé un montón de cosas distintas. Si tuviera que poner el dedo en la llaga y decir qué me sacó de esto, fue pensar en el famoso poema de Robert Frost y en el modo de recorrer el camino «menos transitado».

Si sentía que mi dolor reaparecía, pensaba: «De acuerdo, sigue el camino menos transitado, no reacciones como lo haces normalmente. Solo es tu cerebro malinterpretando las señales. Sabes que ya has pasado por esto antes. No es permanente».

Mi enfoque ha cambiado por completo. Antes me obsesionaba y me preocupaba si empezaba a dolerme la cadera, pero eso dejó de importarme tanto. Lo importante era cómo reaccionaba cuando el dolor aparecía.

A veces la atracción gravitatoria era demasiado fuerte y no podía evitar sentirme desesperado. Pero cada vez más, fui capaz de tomar el camino menos transitado. El dolor perdió su poder sobre mí y acabó por desvanecerse.

Mi vida es más fácil ahora que ya no vigilo de continuo si tengo o no sensaciones desagradables. Incluso hoy, en el gimnasio, estaba remando y sentí algo en mi cadera. De entrada, tuve miedo, pero después me reí y seguí con mis actividades cotidianas.

KYLE

EL GRAN MOTIVADOR

Si padecemos una recaída, la resiliencia nos ayudará a superar las tres etapas de las que hemos hablado antes y a vencer el dolor. Sin embargo, mejor que recuperarse es no padecer ninguna recaída. La clave para mantener alejado el dolor es la misma que para salir de él: debemos hacer que nuestro cerebro se sienta seguro. Todo lo que hemos tratado en este libro está diseñado exactamente para ese propósito.

- Crear fichas de pruebas.
- Practicar el seguimiento somático.
- Usar conductas de evitación.
- Enviarnos mensajes de seguridad.
- Reducir la hiperestimulación.
- Evitar sentirse atrapado.

- Gestionar la incertidumbre.
- Captar nuestros temores.
- Abordar las sensaciones positivas.

Aunque estas técnicas sean muy diferentes, todas ellas comparten el mismo objetivo, es decir, hacer que nuestro cerebro se sienta seguro, calmar el estado de alerta y desactivar el dolor neuroplástico. Y, así como estas técnicas pueden sacarnos del dolor, también nos mantienen fuera de él. Lo difícil es acordarse de utilizarlas.

El dolor es el gran motivador. Es un recordatorio constante de que tenemos un problema que es imprescindible solucionar. El hecho de que sea un recordatorio tan poderoso y terrible es lo que le imprime tanta eficacia. Cuando padecía dolor crónico, hacía cualquier cosa para que cesara: acudí a interminables citas médicas, soporté dolorosas pruebas e intenté todos los tratamientos. Si me hubieran asegurado que podía curar mi dolor empezando cada mañana con una endodoncia, me habría sentado en el sillón del dentista a las siete de la mañana.

Una vez que dejamos de sentir dolor, ya no tenemos ese recordatorio constante y es fácil volver a caer en nuestra antigua manera de hacer las cosas. Es fácil empezar a obsesionarse con una posible lesión. Es fácil volver a criticarse a sí mismo. Es fácil que nuestro teléfono sea lo primero que vemos cada mañana y lo último que comprobamos cada noche.

Así pues, incluso cuando el dolor haya desaparecido, debemos seguir cuidando de nosotros, utilizando con regularidad las técnicas contenidas en este libro para mantener un cerebro seguro y sin dolor. Sin embargo, debemos mantener la sencillez. No queremos agobiarnos. Todos hemos hecho propósitos de Año Nuevo demasiado ambiciosos en los que prometemos hacer ejercicio cada día, comer perfectamente sano y eliminar la televisión. Pero el 4 de enero ya estamos sentados en el sofá, comiendo patatas fritas y viendo *Friends*.

Si nos fijamos objetivos alcanzables, es más probable que los cumplamos. Escogemos una o dos técnicas que nos parezcan adecuadas y las incorporamos a nuestra vida diaria. Si luchamos contra los pensamientos negativos, seguiremos atrapados en nuestros miedos. Si el teléfono tiene tendencia a ponernos en estado de alerta, debemos establecer algunos límites. Lo importante es seguir cuidando de nosotros mismos de manera permanente.

Me puse en contacto con un par de antiguos pacientes para comprobar qué estaban haciendo para mantener su recuperación desde que terminaron el tratamiento. Y esto es lo que me dijeron.

Amir me comentó:

Lo más importante para mí es controlar mi cuerpo. Al principio me resultaba difícil acordarme de hacerlo, de manera que empecé a utilizar una señal. Cada vez que recibía una llamada telefónica (recibo entre veinticinco y cuarenta al día), me ponía a ello. Mi control es muy rápido, una o dos respiraciones profundas, y lo hago sin dejar de ser consciente de mi entorno y efectuar mi trabajo.

Imaginemos un cubo que se llena constantemente de agua. Si vertemos el agua del cubo cada vez que el agua alcanza unos centímetros de altura, nunca se desbordará. Esta es básicamente la estrategia de Amir para prevenir recaídas. Cuando controla con sensaciones positivas su cuerpo (principalmente con su respiración), siempre consigue calmarse. Al hacer esto a lo largo del día, evita ponerse en situación de máxima alerta y se protege del dolor.

Por supuesto, cuando no se padece dolor alguno, es difícil poner en práctica actividades que tienen un efecto calmante en el cerebro. Amir utiliza el brillante sistema de chequearse cada vez que recibe una llamada de trabajo. Y recibe muchas llamadas de este tipo. Al utilizarlas a modo de recordatorio, mantiene perfectamente regulado su nivel de estrés.

Y esto es lo que compartió Carla:

Cada mañana dedico cinco minutos antes de levantarme de la cama a establecer mi intención para ese día. Me ayuda a empezar con buen pie la jornada. Incluso he hecho una grabación de compasión hacia mí misma, aunque no la escucho todos los días.

Para ser sincera, todavía padezco un poco de dolor de vez en cuando. Aunque ya no me considero una persona aquejada por el dolor crónico, todavía tengo un pequeño brote ocasionalmente. Si bien durante cierto periodo me frustraba que no desapareciera del todo (¿perfeccionista?, ¿quién, yo?), en realidad he empezado a verlo como una pequeña ayuda. Si estoy corriendo como una loca o me presiono demasiado, mi cuerpo me lo dice alto y claro, de manera que, en lugar de enfadarme, intento escucharlo para conseguir lo que necesito.

Me encanta la gran compasión que demuestra Carla hacia sí misma. Se asegura de cuidarse cada mañana. Y, aunque padece un poco de dolor residual, no se presiona demasiado por ello. Esa actitud de paciencia y autoaceptación mantiene su cerebro en calma. He trabajado con muchos pacientes aquejados de dolor que están al 90 % y que se fustigan por no estar al 100 %. Sin embargo, no hay que ser perfecto para estar bien.

El dolor de Carla es lo suficientemente bajo e infrecuente como para permitirle disfrutar plenamente de su vida. Y, en lugar de resentirse por el hecho de que el dolor no haya desaparecido del todo, lo considera un recordatorio útil, como un faro en la noche que ilumina algo que de otro modo será incapaz de ver. No se me ocurre un ejemplo mejor de cómo enviarse mensajes de seguridad.

PREPARAR NUESTRO PROPIO CAMINO

Shelley Berman fue un monologuista y humorista en las décadas de los 1950 y 1960. Solía contar un chiste sobre su abuelo, quien emigró a Estados Unidos.5 El abuelo de Shelley había oído que Estados Unidos era la tierra de las oportunidades y que las calles estaban pavimentadas con oro. Pero, cuando finalmente llegó a este país, se dio cuenta de tres cosas:

1. Las calles no estaban pavimentadas con oro.
2. Las calles no estaban pavimentadas.
3. Él era la persona que iba a pavimentarlas.

A menudo, cuando buscamos la salvación fuera de nosotros, estamos buscando en el lugar equivocado, porque tenemos el poder de crear la vida que queríamos desde el principio.

Cuando padecía dolores crónicos, buscaba desesperadamente a alguien que pudiese curarme. Cada nuevo médico me aportaba una nueva sensación de esperanza, y cada tratamiento fallido suponía una aplastante decepción.

Sin embargo, una vez que aprendí que existe el dolor neuroplástico, eso cambió mi perspectiva. Me di cuenta de que era *mi* cerebro el que estaba cometiendo un error, por lo que solo *mi* cerebro tenía el poder de solucionarlo. Esta idea me dio un poco de miedo. Al fin y al cabo, llevaba mucho tiempo esperando que otros curasen mi dolor, aunque también me infundió poder: tenía la capacidad de curarme a mí mismo.

Todo el mundo tiene el poder de solucionar su propio dolor. A lo largo de los años, he trabajado con muchos pacientes que han superado sus síntomas, aunque la verdad es que nunca curé a ninguno de ellos, sino que solo les proporcioné las herramientas para curarse a sí mismos. Y ahora he proporcionado al lector esas herramientas.

Después de leer este libro, entenderemos cómo el cerebro genera dolor basándose en las señales procedentes del cuerpo. No olvidemos que este sistema no es perfecto: el cerebro comete errores y emite falsas alarmas. Hemos visto de qué manera el miedo alimenta estos errores y conduce a un bucle interminable llamado el ciclo del dolor-miedo. Sabemos también que creer que nuestro cuerpo está dañado alimenta ese miedo y mantiene el dolor bloqueado.

Hemos aprendido acerca de los diferentes componentes del seguimiento somático y cómo se conjuntan para desactivar las falsas alarmas. Hemos estudiado las reglas del proceso para saber cómo y cuándo utilizar el seguimiento somático con el fin de obtener el máximo beneficio. Hemos repasado las técnicas para calmar el cerebro, reconocer nuestros miedos y abrazar los sentimientos positivos.

Hemos leído cómo utilizar cada herramienta, la ciencia que la sustenta y la estrategia para aplicarla. Y ahora es el momento de recorrer nuestro propio camino.

Los fundamentos de la terapia de reprocesamiento del dolor son universales: el miedo es el combustible del dolor. La seguridad es la clave para romper el ciclo del dolor-miedo. Sin embargo, los detalles son diferentes. Confío en que descubramos lo que más resuena en nosotros y nos curemos a nosotros mismos. Hemos recibido una caja de herramientas, pero somos nosotros quienes tenemos que utilizarlas para salir del dolor.

He querido escribir este libro, *Terapia para el dolor crónico*, porque sé lo que se siente al estar atrapado en un dolor así. Nos grita, nos golpea, nos roba la alegría, persigue nuestros pensamientos, y todo lo que queremos, más que ninguna otra cosa en el mundo, es una solución a nuestro problema.

Y, cuando llevamos meses o años padeciendo dolor, queremos que esa libertad arribe cuanto antes. Sin embargo, debemos tener paciencia con nosotros mismos. Se requiere tiempo para formar nuevos hábitos; se necesita práctica para desarrollar nuevas vías neuronales. Sin embargo, cada día que pasa, modificamos nuestro cerebro un poco más. Cada contratiempo constituye una oportunidad de resiliencia. Cada punzada es una ocasión para una experiencia correctiva. Cada miedo es una nueva oportunidad para brindarnos un mensaje de seguridad.

Hemos llegado al final del libro, pero para nosotros es solo el principio. El camino para dejar atrás el dolor empieza en este momento.

EL ESTADO DE LA ATENCIÓN SANITARIA Y LA CRISIS DE LOS OPIÁCEOS

EN EL OTOÑO DEL AÑO 2012, empecé a trabajar con Brian, un nuevo paciente aquejado de un terrible dolor de espalda. Durante los siguientes meses, aprendió y aplicó los principios de la terapia de reprocesamiento del dolor hasta que superó sus síntomas. Pero esta no es la historia de la recuperación de Brian, sino el relato de lo que sucedió en los veinte años anteriores.

LA HISTORIA DE BRIAN

Primera parte: esperanza y decepción

Todo comenzó con una punzada.

Una mañana de 1992, Brian salió a correr. Le encantaba correr muy temprano, mientras todo el mundo dormía. Le proporcionaba una sensación de paz. Pero aquella mañana no hubo nada de paz en su carrera. Cuando llevaba unos tres kilómetros corriendo, sintió un pellizco de dolor en la parte baja de la espalda. Aunque no le concedió demasiada importancia en ese momento, aquella pequeña punzada lo arrastró a décadas de consultas médicas, procedimientos clínicos, cirugías importantes y, finalmente, a la adicción a los opiáceos.

Cuando Brian se lesionó por primera vez la espalda, se propuso identificar la causa. Es contable de profesión, y si hay algo que ha aprendido en su carrera es esto: todo problema tiene una solución. Se hizo una resonancia magnética y se enteró de que tenía una protuberancia discal. Tres ortopedistas diferentes le recomendaron fisioterapia. Así pues, se lanzó a la fisioterapia como nadie lo había hecho: tres veces por semana, todas las semanas, durante dos años.

Con el tiempo, 312 sesiones de fisioterapia después, volvió a visitar a sus médicos. «Todavía me duele –señaló–. ¿Qué más puedo intentar?».

Los médicos recomendaron una inyección epidural. La epidural se hizo bajo una radiografía en vivo para que pudieran inyectar cortisona justo en la vértebra afectada. Pero la inyección no ayudó, de manera que le pusieron otra. Y luego otra. Todo en vano.

Brian se sentía frustrado y desesperado. Lo único que le quedaba por intentar era la cirugía de fusión espinal, pero los médicos se mostraban reacios. Es una operación importante e irreversible. Los médicos señalaron que los principales desencadenantes del dolor de Brian eran sentarse o hacer actividad física. Le preguntaron: «¿No puede evitar hacer ese tipo de cosas?».

Pero Brian era contable y aficionado al *fitness*: ¡se pasaba la vida sentado o haciendo actividad física!

Como Brian había agotado todas las opciones, los médicos le propusieron operarle. Le extirparon el disco que creían que era el problema y le instalaron un *hardware* para ayudar a fusionar las vértebras. La operación transcurrió sin contratiempos y Brian se embarcó en la recuperación. Tras dos meses de fisioterapia, volvió a trabajar con optimismo. Por desgracia, el dolor volvió a aparecer. Sentado en su oficina, Brian sintió la consabida agonía en su espalda. Estaba destrozado. «Fue lo peor del mundo –comentaba–. Primero la esperanza y luego la desesperación».

La operación había sido un completo fracaso.

Resulta desgarrador escuchar que Brian afrontó una cirugía mayor para nada, pero no es sorprendente. Los estudios han comparado la fusión espinal para el dolor de espalda con otros tratamientos no quirúrgicos, constatando que, tanto si se operan como si no, los pacientes obtienen más o menos los mismos resultados.[1] La única diferencia es que los que se operan tienen un riesgo mucho mayor de sufrir complicaciones, como infecciones e incluso parálisis.[2]

La belleza de la ciencia es que nos permite expandir de modo continuo nuestros conocimientos para tomar mejores decisiones. Una vez que ha quedado claro que esta cirugía era ineficaz, debería haber caído en desuso. Sin embargo, durante los años siguientes a la publicación de estos estudios, aumentó el número de cirugías de fusión en Estados Unidos.[3] ¿Cómo es posible? Hay varias razones que explican este hecho, entre ellas la falta de mejores opciones de tratamiento y el incremento de las tasas de dolor crónico. Pero en gran medida se debe a que estamos tan apegados a la idea de que el dolor siempre procede del cuerpo que seguimos intentando solucionarlo de ese modo, aun cuando eso signifique ignorar la ciencia.

Segunda parte: el precio del dolor

Tras la operación, Brian volvió al trabajo y a sentir dolor. Probó otra epidural, pero no funcionó. Hizo otro año de fisioterapia, que tampoco le ayudó. Incluso se sometió a una segunda cirugía, la cual solo pareció empeorar las cosas.

Mientras tanto, las facturas de Brian no hacían sino aumentar. Tenía la suerte de contar con un seguro médico, pero aun así había muchos gastos. Tenía que afrontar los copagos y las franquicias. Debía ausentarse de su trabajo para acudir a las citas, además de comprar sillas especiales, escritorios de pie y dispositivos médicos.

¿Cuánto gastó Brian? Dado que es un contable exigente, no tenemos que adivinarlo. Durante veinte años, el dolor de Brian le costó 83.417 dólares. Y tiene los recibos que lo demuestran.

¡El dolor es muy caro! El coste total del dolor crónico en Estados Unidos supera los 6.000 millones de dólares anuales.[4] Eso equivale a comprar a todos los enfermos de dolor crónico del país un nuevo Rolex cada año.[5] Pero, aunque nos gastemos todo este dinero, no conseguimos que la gente supere su dolor.

Y eso es lo que resulta tan frustrante. Tanto si se mide en miles de dólares por persona como en miles de millones para el conjunto de la sociedad, el coste del dolor crónico es demasiado elevado, porque invertimos el dinero en tratamientos que no funcionan. Por eso, a Brian, como a tantos otros enfermos atenazados por el dolor, terminaron diciéndole:

–Siempre padecerá dolor. Lo único que puede hacer es intentar controlarlo.

Tercera parte: los opiáceos

Durante los siguientes quince años, el dolor no dejó de estar presente. «Toda mi vida –dijo– estaba gobernada por el dolor. Parecía no tener fin».

Sus médicos habían agotado las opciones de tratamiento, por lo que le remitieron a un tratamiento para el dolor que consistía en opiáceos. Le dieron un analgésico opiáceo llamado Ultram (también conocido como Tramadol) para que lo tomara dos veces al día. Tenía un dolor casi constante, y el Ultram le ayudó un poco. «Siempre estaba pendiente del reloj –me comentó– para ver cuándo me tocaba la siguiente dosis de Ultram. A veces, después de comer, me daba cuenta de que solo eran las dos de la tarde, y que tenía que esperar hasta las tres. La gente que trabajaba conmigo y me conocía podía ver el dolor en mis ojos. Sentían pena por mí».

Durante sus dos décadas de dolor, Brian tomó tramadol, codeína, metadona y oxicodona, todos ellos opiáceos y adictivos. Una vez que dejó de padecer dolor, Brian trabajó con un médico especialista en adicciones para dejar de tomar esos medicamentos. «Fue muy difícil abandonar los opiáceos. Habría sido casi imposible dejarlos cuando tenía dolor», señaló.

Lo que nos lleva a la crisis de los opiáceos. Y, en efecto, es una gran crisis. Durante el año 2017, a más de 56 millones de estadounidenses se les recetó algún tipo de analgésico opiáceo.[6] Por supuesto, estos fármacos sirven a un propósito legítimo: reducir el dolor a corto plazo. Sin embargo, a largo plazo, los pacientes generan tolerancia a los opiáceos, tornándose cada vez menos eficaces, por no mencionar el hecho de que son adictivos y peligrosos. Las sobredosis de opiáceos son, en este momento, la principal causa de muerte accidental en Estados Unidos, con una letalidad mayor que las armas de fuego o los accidentes de tráfico.[7] Las muertes por opiáceos son tan frecuentes que la esperanza de vida del estadounidense medio ha descendido en los últimos tres años.[8] La última vez que esto ocurrió estábamos luchando en la Primera Guerra Mundial y lidiando al mismo tiempo con una epidemia global de gripe.

En respuesta a la crisis de los opiáceos, el Centro para el Control y Prevención de Enfermedades ha creado nuevas directrices para reducir la prescripción de analgésicos. Sin embargo, esto ha provocado un nuevo temor: que los pacientes con dolor crónico como Brian no puedan conseguir los opiáceos que les ayudan a afrontar su jornada.[9]

En lo que respecta al dolor crónico, los opiáceos son, en el mejor de los casos, una solución provisional. Si bien proporcionan cierto alivio, no tratan el origen subyacente del dolor. Sin embargo, dificultar la obtención de opiáceos tampoco es la solución. Incluso aunque resolvamos la crisis de los opiáceos –lo que sinceramente espero que hagamos–, eso no contribuirá para nada a abordar la crisis del dolor. Lo que necesitamos es un nuevo enfoque del dolor crónico.

UN NUEVO CAMINO

Durante más de dos décadas, Brian padeció varias cirugías innecesarias, inyecciones inútiles y analgésicos adictivos. Sin embargo, quiero dejar claro que los médicos de Brian no son los villanos de esta historia. Durante su odisea de veinte años, trató con docenas de médicos que, en su mayor parte, fueron atentos y prudentes e hicieron todo lo posible para tratar su dolor con las herramientas de que disponían. El problema es que utilizaban las herramientas equivocadas.

Para convertirse en médicos, los estudiantes deben asistir a la facultad de medicina entre cuatro y seis años (dependiendo del país). Los estudiantes de medicina pasan miles de horas aprendiendo todo tipo de cosas, desde anatomía hasta genética. Entonces, ¿qué parte del plan de estudios de la facultad de medicina se dedica al dolor? En Estados Unidos, son once horas. Pero no once horas por clase, ni siquiera once horas por año, sino once horas de contenido relacionado con el dolor en todo el plan de estudios de cuatro años.[10] Y, en el resto del mundo, la situación no es mucho más halagüeña. En Europa, son doce horas. En el Reino Unido, trece. Canadá, Australia y Nueva Zelanda están en la franja superior, con veinte horas dedicadas al dolor.

¡¿Once horas?! ¡¿Veinte horas?! De todas las historias, estudios y estadísticas que he presentado en este libro, esta es la más alucinante. Cuando estudiaba en el instituto, dediqué por lo menos treinta horas a estudiar la tabla periódica de los elementos. Y he utilizado ese conocimiento exactamente cero veces. Y, sin embargo, los futuros médicos dedican menos tiempo a estudiar algo que afecta a más de mil millones de personas en todo el mundo.

Esta deficiencia en la educación sobre el dolor refleja una antigua forma de pensar, es decir, que el dolor solo es un síntoma y que siempre está causado por algún tipo de lesión, daño o enfermedad en el cuerpo. Pero esa es una idea del siglo XX. Gracias a los estudios vanguardistas de imagen por resonancia magnética funcional (IRMf), sabemos ahora que el dolor neuroplástico es una enfermedad en sí misma, un tipo de dolor diferente que se ve perpetuado por el cerebro y que debe ser tratado en dicho ámbito.

En los últimos veinte años, se ha disparado nuestra comprensión del dolor crónico y, sin embargo, mi equipo y yo vemos todos los días pacientes a los que se les siguen administrando los mismos tratamientos ineficaces que a Brian. Y es normal que sigan sufriendo. Todo lo que pasó Brian puede parecernos extremo, pero la deprimente verdad es que su experiencia es bastante generalizada. Los pacientes que participaron en el estudio del dolor de espalda de Boulder llevaban una media de once años con dolor. Y la mayoría de ellos tenían sus propias listas de tratamientos médicos infructuosos.

Es posible hacerlo mejor. Necesitamos hacerlo mejor. No estoy hablando de pequeñas mejorías. Lo que nos hace falta es un gran

cambio de paradigma en la forma de abordar y tratar el dolor crónico. Nuestra comprensión del dolor ha evolucionado, por lo que
va siendo hora de que nuestro sistema sanitario siga el ejemplo.
La medicina moderna debe adoptar los nuevos descubrimientos
de la neurociencia del dolor. Los médicos tienen que sustituir los
tratamientos antiguos e inadecuados por nuevas terapias basadas en la evidencia. Deben hacer de la educación sobre el dolor
una prioridad y enseñar a los médicos del futuro que el dolor es
mucho más que una simple reacción del cuerpo.

Hemos hecho lo más difícil. Científicos de todo el mundo han
contribuido a una comprensión completamente nueva de lo que
es y de cómo funciona el dolor crónico. Ahora tenemos que utilizar ese conocimiento para ayudar a los millones de personas que
como Brian sufren todavía.

A lo largo de la historia de la humanidad, hemos utilizado la
razón y la ciencia para resolver problemas aparentemente imposibles y para ayudarnos a vivir mejor y más tiempo. Hemos ven-
cido enfermedades que antes asolaban a millones de personas:
escorbuto, poliomielitis, viruela. Es hora de añadir el dolor crónico a esa lista.

APÉNDICE

CÓMO DETERMINAR SI PADECEMOS DOLOR NEUROPLÁSTICO

Hay una pregunta que me hacen más que ninguna otra. Los enfermos de dolor me describen sus síntomas y luego me preguntan:

–¿Esto es neuroplástico?

Y mi respuesta es siempre la misma:

–Tal vez.

El cerebro es capaz de generar sensaciones físicas en cualquier parte del cuerpo: dolor de espalda, de cuello, de ojos, de dientes, dolor muscular, dolor nervioso, dolor agudo, dolor general, tensión, hormigueo, ardor, entumecimiento. Si experimentamos una sensación desagradable en cualquier zona del cuerpo, es absolutamente posible que sea de origen neuroplástico.

Pero ¿cómo saber si lo es?

Ya hemos mencionado, en el capítulo 2, que la mayor parte del dolor crónico es neuroplástico. Dicho esto, las condiciones de dolor crónico pueden ser causadas por problemas en el cuerpo, como tumores, infecciones, fracturas y trastornos autoinmunes.

Dado que todo dolor parece provenir del cuerpo, no es fácil distinguir entre el dolor de origen físico y el dolor neuroplástico. Por suerte, hay ciertos síntomas que podemos identificar y que apuntan a un dolor neuroplástico. A continuación, ofrecemos una lista de pautas que nos ayudarán a determinarlo.

Dolor originado en experiencias de estrés

Aproximadamente, la mitad de los pacientes con los que he trabajado sufrieron por primera vez el dolor en momentos muy estresantes. Tal vez su trabajo era muy intenso, o recién habían tenido un nuevo bebé. Quizá se vieron sometidos a mucha tensión económica o habían perdido hacía poco a un ser querido. Como hemos explicado en el capítulo 3, el estrés pone al cerebro en estado de alerta máxima y puede desencadenar el dolor. Así pues, si nuestros síntomas comenzaron durante un periodo de estrés, eso apunta a un dolor neuroplástico.

Dolor sin lesión alguna

Si el dolor apareció por primera vez sin ninguna lesión precedente, también es un indicio de su origen neuroplástico.

Pero ¿y qué ocurre si nos hemos lesionado? He visto a varios pacientes cuyo dolor neuroplástico comenzó con una lesión. Un paciente sufrió un tirón en los isquiotibiales durante un partido de fútbol, otro se lesionó el cuello en un accidente automovilístico, mientras que un tercero se resbaló en el hielo y se torció la muñeca.

Al principio, su dolor era normal, ya que se debía a daños reales en los tejidos de su cuerpo. Pero, una vez curadas las lesiones, el dolor persistía, convirtiéndose en neuroplástico. Así pues, aunque su dolor comenzase con una lesión, si ya ha pasado el periodo normal de curación, es probable que sea neuroplástico.

Los síntomas son incongruentes

A menudo los pacientes aquejados de dolor neuroplástico manifiestan síntomas incongruentes. Tuve un paciente al que le gustaba dar paseos alrededor de la manzana, en los que a veces tenía dolor y otras no. Tuve otra paciente que siempre sentía dolor cuando conducía, pero algunas veces el dolor era de 2 sobre 10 y otras de 7 sobre 10. Un tercer paciente padecía un dolor bastante fuerte de lunes a viernes, pero el fin de semana apenas lo notaba.

Este tipo de incongruencia es un signo evidente de que el dolor es neuroplástico. Los dolores de origen estructural no suelen presentar este tipo de variaciones.

Gran número de síntomas

Algunas personas con dolor neuroplástico experimentan síntomas en múltiples zonas de su cuerpo. Suponiendo que no padezcamos un trastorno sistémico como esclerosis múltiple, fibrosis quística o lupus, ese particular apunta a la presencia de un dolor neuroplástico. Padecer tres o cuatro afecciones físicas no relacionadas es muy poco probable. Una única causa subyacente –dolor neuroplástico– es la explicación más plausible.

Los síntomas se extienden o se desplazan

He tenido pacientes cuyo dolor comenzaba en la parte inferior derecha de la espalda y, poco a poco, se extendía al lado izquierdo. Y luego al centro. Pronto les dolía toda la espalda. El hecho de que los síntomas se extiendan con el paso del tiempo es indicativo de dolor neuroplástico.

Asimismo, en ocasiones el dolor neuroplástico rebota de una zona a otra. Por ejemplo, un día sentimos dolor en la pierna izquierda y, al siguiente, en la derecha; o bien padecemos dolor lumbar por la mañana y torácico por la tarde. No es de ese modo cómo se comporta el dolor de origen estructural.

Síntomas desencadenados por el estrés

¿Empeora nuestro dolor cuando llegamos tarde a una cita? ¿Si discutimos con nuestro cónyuge? ¿Si enviamos un correo electrónico sarcástico sobre Tim del departamento de contabilidad y luego nos damos cuenta de que hemos pulsado accidentalmente «responder a todos»?

Padecer un dolor que aparece o empeora en momentos de estrés, es indicativo de dolor neuroplástico.

Por otro lado, cuando participamos en una actividad y disfrutamos de la experiencia, puede que advirtamos que el dolor disminuye. Al igual que ocurría con mi historia de los Lakers en el capítulo 4, esto también es una valiosa evidencia de que padecemos dolor neuroplástico.

Factores desencadenantes que no tienen nada que ver con el cuerpo

En el capítulo 4, hemos hablado de las respuestas condicionadas, es decir, de los casos en los que el dolor se vincula con un desencadenante neutral. A menudo se trata de posiciones o actividades físicas, pero en ocasiones nuestros síntomas también se vinculan con otro tipo de desencadenantes. He tenido pacientes cuyo dolor fluctúa en función del clima, los sonidos, los olores e incluso la hora del día (por ejemplo, el dolor empeora por la mañana o solo aparece por la noche). A una paciente le dolía cada vez que veía la serie de televisión *The Bachelor*.[1] Todas esas son respuestas condicionadas.

Si nuestro dolor se desencadena por algo que no tiene nada que ver con el cuerpo, es un claro indicio de su carácter neuroplástico.

Síntomas simétricos

Son muchos los pacientes que desarrollan dolor en lados opuestos de la misma zona del cuerpo. Ambas muñecas, ambos tobillos, ambos pulgares. Es muy inusual desarrollar al mismo tiempo un problema físico en ambos lados del cuerpo, lo cual también sugiere que se trata de un dolor neuroplástico.

Dolor retardado

En ocasiones, los pacientes aquejados de dolor neuroplástico experimentan síntomas solo después de realizar una determinada actividad. Una de mis pacientes padecía dolor lumbar crónico, y el senderismo era un gran desencadenante en su caso. Sin embargo, nunca le dolía mientras hacía senderismo. Siempre aparecía una hora después de haber terminado. Este tipo de irrupción retardada del dolor no es algo que veamos en los dolores de origen estructural.

Problemas infantiles

Las personas que han sufrido traumas durante su infancia, como abuso o negligencia, son más propensas a desarrollar dolor crónico en la edad adulta.

Pero no solo los traumas graves pueden provocar dolor neuroplástico. Cualquier cosa que nos haya hecho sentir inseguros mientras crecíamos nos predispone a padecer dolor crónico.

Tal vez crecimos con un padre ansioso que siempre se ponía en el peor de los escenarios posibles.

Puede que tuviésemos una madre crítica que nos hacía sentir que no éramos suficientemente buenos.

Quizá nuestro padre era alcohólico y nunca sabíamos de qué humor iba a estar.

Tal vez nuestra madre estaba deprimida y nos preocupaba hacerla sentir mejor.

Puede que nuestra hermana mayor se llevase todas las atenciones y no tuviésemos nuestras necesidades cubiertas.

También es posible que nuestra vida hogareña estuviese relativamente libre de traumas, pero sufriéramos acoso en clase, asistiésemos a un instituto ultracompetitivo o nos viésemos condenados al ostracismo en las redes sociales.

El hecho de que nuestro crecimiento haya estado marcado por este tipo de experiencias puede provocar que veamos el mundo a través de una cortina de amenazas que nos torna más susceptibles al dolor neuroplástico.

Rasgos comunes de la personalidad

Ciertos rasgos de personalidad son comunes en las personas aquejadas de dolor neuroplástico. Ya hemos comentado, en los capítulos 3 y 8, que muchos pacientes con dolor son propensos a la autocrítica, a presionarse a sí mismos y a preocuparse en exceso. A continuación, presentamos otros rasgos comunes en los pacientes con dolor neuroplástico, con un breve ejemplo de cada caso:

- **Perfeccionismo:** Bob se pasa veinte minutos escribiendo un correo electrónico de tres frases porque quiere que el tono sea *adecuado*.
- **Meticulosidad:** El proyecto del grupo de Emily debe ser entregado por la mañana. Se va a quedar toda la noche arreglando el trabajo de los demás para asegurarse de que saquen un sobresaliente.
- **Agradar a los demás:** Jennifer le pide a Liam que la lleve al aeropuerto. Aunque el traslado tendrá lugar en hora punta y tiene un millón de cosas que hacer, él le responde que sí porque tiene miedo de decepcionarla.

- **Ansiedad:** Daniel nunca quiere llegar tarde, de manera que se presenta en las reuniones sociales diez minutos antes. Sin embargo, no desea ser el primero en llegar, por lo que espera en el coche hasta que ve a otras personas entrar.

No es de extrañar que todos estos rasgos estén asociados al dolor neuroplástico. Aunque de manera distinta, cada uno de ellos pone al cerebro en alerta máxima.

Ausencia de diagnóstico físico

El hecho de que los médicos sean incapaces de determinar una causa evidente para nuestro dolor es un indicador bastante sólido de su carácter neuroplástico. Sin embargo, si hemos recibido un diagnóstico en este sentido, no debemos desesperar. La mayoría de los pacientes con los que he trabajado han recibido un diagnóstico físico en algún momento (y muchos de ellos más de uno). Hemos mencionado, en el capítulo 4, que los médicos son entrenados para buscar causas estructurales, lo cual significa que en ocasiones se centran en un problema estructural, aunque este no sea la causa del dolor.

Si tenemos la suerte de que nuestro médico nos dice que no encuentra ningún problema, eso es una señal tan clara como cualquier otra de que nuestro dolor es de carácter neuroplástico.

A DÓNDE DIRIGIRNOS A PARTIR DE ESTE MOMENTO

Tal vez nos veamos reflejados en algunas de estas secciones o incluso en todas. Eso es una prueba palpable de que nuestro dolor es neuroplástico, aunque también es posible que ninguna de estas pautas resuene con nosotros. Puede que pensemos: «No tengo dolor en múltiples áreas, y no se desplaza de una zona a otra. Solo se ubica en un lugar de mi cuerpo, nunca se mueve y no le afecta el estrés».

Incluso si no se aplica ninguna de estas pautas, podríamos padecer dolor neuroplástico. El dolor neuroplástico es muy bueno imitando el dolor de origen estructural. Cuando practiquemos las técnicas descritas en este libro, tengamos en cuenta estas directrices. A menudo, los pacientes empiezan a percibir las pruebas de que su dolor es neuroplástico cuando aplican las lecciones de la terapia de reprocesamiento del dolor.

Por último, otra forma de determinar el origen de nuestro dolor es acudir a un médico especializado en el diagnóstico del dolor neuroplástico. He elaborado una lista de médicos con esta especialidad en PainReprocessingTherapy.com.

AGRADECIMIENTOS

EN PRIMER LUGAR, ME GUSTARÍA dar las gracias a Alon Ziv, coautor y amigo. Ha contribuido a que este libro sea inmensamente mejor, y ha sido muy divertido escribirlo juntos (con la posible excepción del incidente del capítulo 3...).

A Richard Abate, por encontrar al editor perfecto para el libro. Y a Lucia Watson, por ser esa editora. Su positividad y flexibilidad hicieron que el proceso resultase más tranquilo, incluso cuando no lo era.

Al equipo del Centro de Psicología del Dolor, por su arduo trabajo, su increíble talento y su amable indulgencia con mis muchas analogías deportivas.

A Tor Wager, Yoni Ashar y el resto del equipo de estudio: siempre nos quedará Boulder.

A Howard Schubiner, por su sabiduría, su amistad y sus incesantes referencias a Colombo.

A John Sarno y David Schechter, por mostrarme la conexión mente-cuerpo.

A Dave Clarke, por su apoyo, su generosidad y más consejos médicos gratuitos de los que me gustaría admitir.

A Rob Munger, el hombre detrás del movimiento.

A Laurie Polisky, la mejor neurocientífica y cineasta que conozco.

Y, por último, a Christie Uipi: la Watson de mi Crick, la Pippen de mi Jordan y la Joey de mi Chandler.* Sin ti, nada de lo anterior habría sido posible.

* Watson y Crick recibieron, en 1962, el premio Nobel de Medicina por sus descubrimientos sobre la estructura molecular del ADN. Pippen y Jordan jugaron en el mismo equipo de la NBA, mientras que Joey y Chandler son dos de los protagonistas de la serie *Friends*. (*N. del T.*)

NOTAS

1. EL CEREBRO DE ESTE JOVEN PODRÍA CAMBIAR EL MUNDO

1. *The Doctors* es un programa de entrevistas, ganador de un premio Emmy, que cubre una amplia variedad de temas médicos, relacionados con la salud. Distribuido en los ámbitos nacional e internacional por CBS Television Distribution, es un programa basado en *Doctor Phil*, basado a su vez en *El show de Oprah*.
2. Casey y yo aparecimos en el episodio número 74 de la novena temporada de *The Doctors*, emitido originalmente en enero del año 2017.
3. La resonancia magnética funcional (fMRI) muestra los cambios en el flujo sanguíneo en el cerebro. Cuando se activa una determinada zona del cerebro, fluye más sangre a dicha zona, por lo que las resonancias magnéticas muestran cuáles son las zonas del cerebro más activas. Nuestra esperanza era identificar un patrón de actividad diferente en el cerebro de Casey, una vez que dejase de padecer dolor crónico.
4. Esta cifra procede del Centers for Disease Control and Prevention (CDC). El CDC analizó los datos de la Encuesta Nacional de Salud de 2016, determinando que más de cincuenta millones de adultos estadounidenses están aquejados de dolor crónico, lo que supone el 20,4 % de la población. El CDC define el «dolor crónico» como «dolor padecido la mayoría de los días o todos los días durante un periodo de seis meses». James Dahlhamer, Jacqueline Lucas, Carla Zelaya, Richard Nahin, Sean Mackey, Lynn DeBar, Robert Kerns, Michael Von

Korff, Linda Porter y Charles Helmick, «Prevalence of chronic pain and high-impact chronic pain among adults–United States, 2016», *Morbidity and Mortality Weekly Report* 67, n.º 36 (2018), pág. 1001.

5. Las estimaciones a nivel mundial sobre el dolor crónico varían mucho. La Organización Mundial de la Salud (OMS) realizó una encuesta entre pacientes de atención primaria en quince lugares de Asia, África, Europa y América, descubriendo que, por término medio, el 22 % de los pacientes adultos padece lo que denominan «dolor persistente», definido como un dolor «presente la mayor parte del tiempo durante un periodo de seis meses o más durante el año anterior». Incluyeron el dolor significativo solo cuando el paciente había buscado tratamiento médico, había tomado la medicación más de una vez o «informaba de que el dolor interfería en gran medida en su vida o en sus actividades». Oye Gureje, Michael Von Korff, Gregory E. Simon y Richard Gater, «Persistent pain and well-being: A World Health Organization study in primary care», *JAMA* 280, n.º 2 (1998), págs. 147-151.

    En el momento de escribir estas palabras, se calcula que la población mundial es de 7.700 millones de personas, de las cuales aproximadamente 5.500 millones son adultos, de manera que el 22 % de la población adulta arroja la cifra de 1.200 millones de personas con dolor crónico en todo el mundo.

6. El estudio de hipnosis de la Universidad de Pittsburgh utilizaba una sonda caliente (a una temperatura de 48ºC) para inducir dolor en los voluntarios. Las resonancias magnéticas mostraban actividad cerebral en el tálamo, el córtex cingulado anterior, la ínsula media anterior y las cortezas parietal y prefrontal. Se cree que estas regiones del cerebro forman parte de la red que nos induce a experimentar dolor. Cuando los sujetos sentían dolor inducido hipnóticamente (sin intervención de sonda caliente alguna), la resonancia magnética mostraba un patrón similar en la actividad cerebral. Stuart W.G. Derbyshire, Matthew G. Whalley, V. Andrew Stenger y David A. Oakley, «Cerebral activation during hypnotically induced and imagined pain», *Neuroimage* 23, n.º 1 (2004), págs. 392-401.

7. El National Center for Health Statistics constató las siguientes tasas de dolor en su Encuesta Nacional de Salud del año 2017:

• Dolor en la zona lumbar: 28 %.
• Migrañas o fuertes dolores de cabeza: 15,5 %.
• Dolor de cuello: 14,9 %.
• Dolor en la cara o la mandíbula: 4,4 %.

National Center for Health Statistics, «Migraines and pain in neck, lower back, face, or jaw among adults aged 18 and over, by selected characteristics», National Health Interview Survey, 2017. Hyattsville, Maryland, 2018. Hoy, Damian, Lyn March, Peter Brooks, Fiona Blyth, Anthony Woolf, Christopher Bain, Gail Williams *et al.*, «The global burden of low back pain: Estimates from the Global Burden of Disease 2010 study», *Annals of the Rheumatic Diseases* 73, n.º 6 (2014), págs. 968-974.

8. Este estudio pone de manifiesto que los pacientes que se sometieron a discectomías no obtuvieron mejores resultados que los que no se operaron:

Kenneth C. Thomas, Charles G. Fisher, Michael Boyd, Paul Bishop, Peter Wing y Marcel F. Dvorak, «Outcome evaluation of surgical and nonsurgical management of lumbar disc protrusion causing radiculopathy», *Spine* 32, n.º 13 (2007), págs. 1.414-1.422.

Esta revisión de cuatro estudios distintos pone de manifiesto que la cirugía de fusión lumbar no es más eficaz que el tratamiento no quirúrgico: Sohail K. Mirza y Richard A. Deyo, «Systematic review of randomized trials comparing lumbar fusion surgery to nonoperative care for treatment of chronic back pain», *Spine* 32, n.º 7 (2007), págs. 816-823.

Esta revisión de cuatro cirugías ortopédicas muy difundidas pone de relieve que ninguna de ellas es más eficaz que las cirugías placebo «simuladas» para reducir el dolor y la discapacidad: Adriaan Louw, Ina Diener, César Fernández-de-las-Peñas y Emilio J. Puentedura, «Sham surgery in orthopedics. A systematic review of the literature», *Pain Medicine* 18, n.º 4 (2017), págs. 736-750.

9. El síndrome de cirugía de espalda fallida es una consecuencia muy común de las intervenciones quirúrgicas de la columna vertebral. El grado de frecuencia varía en función del tipo de cirugía y de la persona a la que se pregunte (paciente o cirujano). Un estudio sobre fusión lumbar revela que, tras la operación, el 46 % de los pacientes

experimenta el mismo grado de dolor o incluso uno peor. Otros estudios constatan tasas de fracaso de entre el 19 y el 36 %.

Esta revisión nos brinda antecedentes sobre el síndrome de cirugía de espalda fallida, analizando las tasas de fracaso de diferentes intervenciones quirúrgicas: Chin-wern Chan y Philip Peng, «Failed back surgery sindrome», *Pain Medicine* 12, n.º 4 (2011), págs. 577-606.

10. El estudio revela que el 64 % de los sujetos que no padecen ningún dolor de espalda presentan anormalidades en alguna vertebra, mientras que el 38 % las tiene en más de una. Maureen C. Jensen, Michael N. Brant-Zawadzki, Nancy Obuchowski, Michael T. Modic, Dennis Malkasian y Jeffrey S. Ross, «Magnetic resonance imaging of the lumbar spine in people without back pain», *New England Journal of Medicine* 331, n.º 2 (1994), págs. 69-73.

11. Frank Kleinstück, Jiri Dvorak y Anne F. Mannion, «Are "structural abnormalities" on magnetic resonance imaging a contraindication to the successful conservative treatment of chronic nonspecific low back pain?» *Spine* 31, n.º 19 (2006), págs. 2.250-2.257.

12. Marwan N. Baliki, Bogdan Petre, Souraya Torbey, Kristina M. Herrmann, Lejian Huang, Thomas J. Schnitzer, Howard L. Fields y A. Vania Apkarian, «Corticostriatal functional connectivity predicts transition to chronic back pain», *Nature Neuroscience* 15, n.º 8 (2012), págs. 1.117-1.119.

13. Este artículo aborda la ausencia de daño estructural en el síndrome de hiperextensión cervical crónica y sus diferentes tasas en distintos países. Robert Ferrari y Anthony S. Russell, «Epidemiology of whiplash: An international dilema», *Annals of the Rheumatic Diseases* 58, n.º 1 (1999), págs. 1-5.

14. En el estudio de Lituania, casi la mitad de los sujetos padecieron algún tipo de dolor inmediatamente después del accidente. El 10 % padeció dolor de cuello, el 19 % dolor de cabeza y otro 18 % dolor de cuello y de cabeza. Sin embargo, al cabo de un año, el porcentaje de sujetos que declaraban sufrir dolor había descendido al mismo nivel que el de los lituanos que nunca habían sufrido un accidente. Diana Obelieniene, Harald Schrader, Gunnar Bovim, Irena Misevičiene y Trond Sand, «Pain after whiplash: A prospective controlled inception

cohort study», *Journal of Neurology, Neurosurgery, and Psychiatry* 66, n.º 3 (1999), págs. 279-283.

15. W.H.M. Castro, S.J. Meyer, M.E.R. Becke, C.G. Nentwig, M.F. Hein, B.I. Ercan, S. Thomann, U. Wessels y A.E. Du Chesne, «No stress-no whiplash?» *International Journal of Legal Medicine* 114, n.º 6 (2001), págs. 316-322.

16. Casey y yo volvimos a aparecer en el programa *The Doctors* varios meses después de nuestra primera aparición para llevar a cabo un seguimiento (temporada 9, episodio 162). En este episodio, Casey habla de su recuperación y comparamos los resultados de su fMRI antes y después del tratamiento.

17. Las estructuras del cerebro y los hechizos de Harry Potter suenan de modo parecido porque ambos proceden del latín. «Ínsula anterior» significa, en latín, «parte delantera de la isla», de manera que me gusta imaginar que, si Harry Potter lanzase este hechizo, me enviaría a una playa de Hawái.

18. Hélène Bastuji, Maud Frot, Caroline Perchet, Koichi Hagiwara y Luis García-Larrea, «Convergence of sensory and limbic noxious input into the anterior insula and the emergence of pain from nociception», *Scientific Reports* 8, n.º 1 (2018), págs. 1-9. Haley N. Harris, y Yuan B. Peng, «Evidence and explanation for the involvement of the nucleus accumbens in pain processing», *Neural Regeneration Research* 15, n.º 4 (2020), pág. 597.

19. A. Vania Apkarian, Javeria A. Hashmi y Marwan N. Baliki, «Pain and the brain: Specificity and plasticity of the brain in clinical chronic pain», *Pain* 152, n.º 3 supl. (2011), S49.

20. Choong-Wan Woo, Liane Schmidt, Anjali Krishnan, Marieke Jepma, Mathieu Roy, Martin A. Lindquist, Lauren Y. Atlas y Tor D. Wager, «Quantifying cerebral contributions to pain beyond nociception», *Nature Communications* 8, n.º 1 (2017), págs. 1-14.

21. En ese momento, el doctor Wager y su laboratorio se encontraban en la Universidad de Colorado Boulder. Desde que completamos el estudio, se han trasladado a Dartmouth, a unos tres mil kilómetros de Los Ángeles. De manera que me pregunto qué podría haber salido peor.

22. Aunque cincuenta pacientes fueron seleccionados al azar para formar parte del grupo de tratamiento, cinco de ellos abandonaron el

208 TERAPIA PARA EL DOLOR CRÓNICO

estudio antes de recibir la valoración médica del doctor Schubiner. Así pues, a la postre, Christie y yo tratamos a cuarenta y cinco pacientes con la terapia de reprocesamiento del dolor.

23. Yoni K. Ashar, Alan Gordon, Howard Schubiner, Christie Uipi, Karen Knight, Zachary Anderson, Judith Carlisle, Laurie Polisky, Stephan Geuter, Thomas F. Flood, Phillip A. Kragel, Sona Dimidjian, Mark A. Lumley y Tor D. Wager, «Pain Reprocessing Therapy for Chronic Back Pain: A Randomized Controlled Trial with Functional Neuroimaging», Manuscrito presentado para su publicación (2021).

24. Katja Wiech, Chia-shu Lin, Kay H. Brodersen, Ulrike Bingel, Markus Ploner e Irene Tracey, «Anterior insula integrates information about salience into perceptual decisions about pain», *Journal of Neuroscience* 30, n.º 48 (2010), págs. 16.324-16.331.

2. EL DOLOR ES UNA SEÑAL DE ADVERTENCIA

1. Según el *Código Nacional de Alarma y Aviso de Incendios* (de la National Fire Protection Association), las alarmas en las zonas de descanso deben tener al menos setenta y cinco decibelios «para garantizar que el público escuche claramente las señales». Misión cumplida. No hay duda de que esa alarma se escuchó claramente, y fue muy superior a setenta y cinco decibelios, que es casi tan fuerte como una aspiradora.

    Al igual que la alarma de incendios de mi dormitorio, el cerebro se asegura de que sus señales de advertencia se escuchen con claridad.

2. Para una explicación exhaustiva de la comprensión moderna del dolor, recomiendo el siguiente artículo: G. Lorimer Moseley. «Reconceptualising pain according to modern pain science», *Physical Therapy Reviews* 12, n.º 3 (2007), págs. 169-178.

    Como señala el autor: «Aunque lo parezca, el dolor nunca es simple». El artículo es un poco técnico, pero lo más importante para nuestros propósitos es que, en su intento de proteger al cuerpo, el cerebro genera dolor.

3. Este fascinante artículo recoge la frase «¡Nosotros os enterraremos!», así como otros errores de traducción que podrían haber cam-

biado la historia: Mark Polizzotti, «Why mistranslation matters», *New York Times*, 29 de julio de 2018, SR10.

4. Cuando el obrero de la construcción llegó al hospital, sufría hasta tal punto que hubo que sedarlo antes de poder quitarle la bota. Aunque su dolor era absolutamente real, no estaba causado por su pie, sino por su cerebro. J.P. Fisher, D.T. Hassan y N. O'Connor, «Minerva», *British Medical Journal* 310 (7 de enero de 1995), pág. 70.

5. El 50 % de los sujetos conectados al falso generador de descargas experimentó dolor de cabeza. En una vuelta de tuerca más, los científicos colocaron un gran dispositivo de medición en la parte delantera de la máquina. Cuanto más subía el dispositivo de medición, más dolor sentían los sujetos, si bien el dispositivo, al igual que el generador de descargas, no hacía nada en absoluto. Timothy L. Bayer, Paul E. Baer y Charles Early, «Situational and psychophysiological factors in psychologically induced pain», *Pain* 44, n.º 1 (1991), págs. 45-50.

6. Los animales que al nacer muestran ya una relativa madurez reciben el nombre de «precociales». (El término «precocial» está relacionado con la palabra «precoz», utilizada para referirse a los niños que son avanzados para su edad). Unos cuantos animales, como el ñu azul, son tan maduros al nacer que se les clasifica como «superprecoces».

   Algunos biólogos plantean la hipótesis de que esta es la razón por la que los ñus azules son tan comunes. Aunque la gacela es muy parecida, no es tan precoz. Una gacela recién nacida no puede seguir el ritmo de los adultos de su manada hasta que no tiene más de una semana. Esto puede explicar por qué el número de ñus en el Serengueti es cien veces mayor que el de gacelas. J. Grant C. Hopcraft, R.M. Holdo, E. Mwangomo, S.A.R. Mduma, S.J. Thirgood, M. Borner, J.M. Fryxell, H. Olff y A.R.E. Sinclair, «Why are wildebeest the most abundant herbivore in the Serengeti ecosystem», Sinclair, R.E., *et al.* (eds.) *Serengeti IV: Sustaining biodiversity in a coupled human-natural system*, Chicago: University of Chicago Press, 2015, pág. 125.

7. Se ha observado a la hiena manchada persiguiendo a su presa a una velocidad máxima de 60 kilómetros por hora. Gus Mills y Heribert Hofer, *Hyaenas: Status survey and conservation action plan*, n.º 333.959 H992. UICN, Gland (Suiza). SSC Hyaena Specialist Group, 1998.

8. En el año 2009, Usain Bolt batió el récord mundial de los 100 metros lisos al correrlos en 9"58 en el Campeonato Mundial de Berlín (también ostentaba el anterior récord en 9"69). La Asociación Internacional de Federaciones de Atletismo midió su velocidad máxima durante la carrera en más de 44 kilómetros por hora. «Farewell to a legend: Usain Bolt's incredible career in numbers», *The Times* (Londres), 1 de agosto de 2017.

9. Lo contrario de precocial es altricial, es decir, animales que están poco desarrollados al nacer y que suelen requerir mucha ayuda de sus padres. Aunque los seres humanos somos muy altriciales, realmente tenemos cerebros grandes y hermosos. Sin embargo, nuestro cerebro no es el más grande del reino animal (el cerebro de los elefantes y el de las ballenas son mayores), pero los nuestros son de cinco a siete veces más grandes de lo esperado en relación con nuestro tamaño corporal. Además, cuando se tienen en cuenta aspectos como el número total de neuronas, el tamaño del córtex (la parte del cerebro que se encarga de pensar) y el número de neuronas en el córtex, los seres humanos estamos en la parte alta de la lista o muy cerca de ella. Suzana Herculano-Houzel. «The human brain in numbers: A linearly scaled-up primate brain», *Frontiers in Human Neuroscience* 3 (2009), pág. 31.

    Pero no podemos presumir demasiado. El calderón tropical (que, confusamente, es una especie de delfín) ¡tiene un cerebro más grande y un número mayor de neuronas que nosotros! Heidi S. Mortensen, Bente Pakkenberg, Maria Dam, Rune Dietz, Christian Sonne, Bjarni Mikkelsen y Nina Eriksen, «Quantitative relationships in delphinid neocortex», *Frontiers in Neuroanatomy* 8 (2014), pág. 132.

10. Cuando las neuronas trabajan juntas, mejoran su funcionamiento. Este es un principio fundamental de la neurociencia moderna. Se conoce como teoría hebbiana porque fue propuesta por primera vez por Donald Hebb, el «padre de la neuropsicología». Donald O. Hebb, *The Organization of Behavior*. Hoboken, NJ: Wiley and Sons, 1949.

    Décadas después, Carla Shatz acuñó la excelente síntesis «Las neuronas que se activan juntas se conectan entre sí». Carla J. Shatz, «The developing brain», *Scientific American* 267, n.º 3 (1992), págs. 60-67.

11. La «neuroplasticidad» se refiere a la capacidad del cerebro para

aprender y cambiar, algo para lo que el ser humano es muy bueno. Sin embargo, cuando el cerebro aprende y cambia en respuesta al dolor, este puede tornarse crónico. Eso es el dolor neuroplástico. Ronald Melzack, Terence J. Coderre, Joel Katz y Anthony L. Vaccarino, «Central neuroplasticity and pathological pain», *Annals of the New York Academy of Sciences* 933, n.º 1 (2001), págs. 157-174.

12. Javeria A. Hashmi, Marwan N. Baliki, Lejian Huang, Alex T. Baria, Souraya Torbey, Kristina M. Hermann, Thomas J. Schnitzer y A. Vania Apkarian, «Shape shifting pain: Chronification of back pain shifts brain representation from nociceptive to emotional circuits», *Brain* 136, n.º 9 (2013), págs. 2.751-2.768.

13. El largo y técnico artículo que citamos a continuación contiene buena información sobre el dolor neuroplástico en distintas zonas del cuerpo. (Nota: en lugar de «dolor neuroplástico», el autor utiliza la expresión «sensibilización central», pero se trata del mismo fenómeno. «Sensibilización central» se refiere a la noción de que el sistema nervioso central aprende a ser muy sensible al dolor). Clifford J. Woolf, «Central sensitization: Implications for the diagnosis and treatment of pain», *Pain* 152, n.º 3 (2011), S2-S15.

Soy consciente de que, incluso después de todo lo que terminamos de señalar, es un reto aceptar que padecemos dolor neuroplástico. Es difícil abandonar la idea de que nuestro dolor está causado por un problema físico. El capítulo 4 puede ayudarnos a aceptar este nuevo punto de vista (por ese motivo ese capítulo se titula «Adoptar una nueva perspectiva»).

3. SALVO EL MIEDO, NO HAY NADA QUE TEMER

1. «El enemigo es el miedo. Creemos que es el odio; pero en realidad es el miedo», dijo Mahatma Gandhi. Véase: Holly Richardson, «The blessings of Ramadan», *Salt Lake Tribune*, 9 de mayo de 2018.

2. «Aprendí que el valor no es ausencia de miedo, sino el triunfo sobre él. El hombre valiente no es el que no siente miedo, sino el que vence ese miedo», dijo Nelson Mandela. Véase: «Mandela in his own words», *CNN*, 26 de junio de 2008.

3.   «El miedo es el camino hacia el lado oscuro. El miedo lleva a la ira. La ira lleva al odio. El odio lleva al sufrimiento». Estas palabras son de Yoda en *La guerra de las galaxias: episodio 1. La amenaza fantasma*, dirigida por George Lucas. Estados Unidos: Lucasfilm, 1999.

4.   Erika H. Siegel y Jeanine K. Stefanucci, «A little bit louder now: Negative affect increases perceived loudness», *Emotion* 11, n.º 4 (2011), pág. 1.006.

5.   Elizabeth A. Krusemark y Wen Li, «Enhanced olfactory sensory perception of threat in anxiety: An event-related fMRI study», *Chemosensory Perception* 5, n.º 1 (2012), págs. 37-45.

6.   S.S. Kirwilliam y S.W.G. Derbyshire, «Increased bias to report heat or pain following emotional priming of pain-related fear», *Pain* 137, n.º 1 (2008), pág. 60-65.

7.   En el primer experimento del estudio, los sujetos informaron en quince ocasiones de «falso dolor» (es decir, dolor experimentado mientras no había ningún estímulo de calor) en el momento en que miraban fotos que les suscitaban temor. Cuando observaban las fotos neutras, reportaron «falso dolor» en cero ocasiones.

8.   En el capítulo 7, hablaremos más detenidamente acerca del modo en que el mundo moderno puede ponernos en situación de «alerta máxima» (y qué hacer al respecto).

9.   Leanne M. Williams, Justine M. Gatt, Peter R. Schofield, Gloria Olivieri, Anthony Peduto y Evian Gordon. «"Negativity bias" in risk for depression and anxiety: Brain-body fear circuitry correlates, 5-HTT-LPR and early life stress», *Neuroimage* 47, n.º 3 (2009), págs. 804-814.

10.   En el capítulo 8, abordaremos estos tres hábitos con más detalle y describiremos el modo de desaprenderlos gradualmente.

11.   Piglet y Winnie The Pooh mantienen esta conversación durante una estrepitosa tormenta. Tras este intercambio, la escena prosigue: «Piglet se sintió reconfortado por esas palabras, y al poco rato ya estaban llamando alegremente a la puerta de Búho».

    Todos nos enfrentamos a tormentas vitales en las que es fácil dejarse vencer por el miedo. En ese caso, les digo a mis pacientes (y también a mí mismo) que recuerden la tranquila sabiduría de Winnie The Pooh. A.A. Milne, *The House at Pooh Corner*. Londres: Methuen, 1928.

12. Veronika Engert, Jonathan Smallwood y Tania Singer, «Mind your thoughts: Associations between self-generated thoughts and stress-induced and baseline levels of cortisol and alpha-amylase», *Biological Psychology* 103 (2014), págs. 283-291.

13. Jiongjiong Wang, Marc Korczykowski, Hengyi Rao, Yong Fan, John Pluta, Ruben C. Gur, Bruce S. McEwen y John A. Detre, «Gender difference in neural response to psychological stress», *Social Cognitive and Affective Neuroscience* 2, n.º 3 (2007), págs. 227-239.

14. Los *nenúfares* de Claude Monet son tan emblemáticos como *Los girasoles* de Vincent van Gogh y *Los relojes blandos* de Salvador Dalí. Monet fue uno de los varios artistas que crearon el estilo impresionista, pero a menudo se le llama «padre del impresionismo». Al fin y al cabo, el movimiento lleva el nombre de uno de sus cuadros: *Impresión, amanecer*. Kelly Richman-Abdou, «How this one painting sparked the Impressionist movement», My Modern Met, 7 de julio de 2019. Recuperado de: https://mymodernmet.com/claude-monet-impression-sunrise/.

15. Las citas de Monet criticándose a sí mismo proceden de Richard Kendall, *Monet by Himself: Paintings, Drawings, Pastels, Letters*, Nueva York: Time Warner, 2004; Allison McNearney, «When Claude Monet slashed and destroyed his own paintings», *Daily Beast*, 29 de octubre de 2017. Extraído de https://www.thedailybeast.com/when-claude-monet-slashedand-destroyed-his-own-paintings.

16. Ross King. *Mad Enchantment: Claude Monet and the Painting of the Water Lilies*, Nueva York: Bloomsbury, 2016.

17. Rand J. Gruen, Raul Silva, Joshua Ehrlich, Jack W. Schweitzer y Arnold J. Friedhoff, «Vulnerability to stress: Self-criticism and stress-induced changes in biochemistry», *Journal of Personality* 65, n.º 1 (1997), págs. 33-47.

18. El miedo vinculado con el dolor y su relación con el dolor crónico han sido bastante estudiados. El miedo relacionado con el dolor recibe diferentes denominaciones: miedo al dolor, ansiedad por dolor, catastrofismo del dolor (pensamientos extremadamente negativos sobre el dolor), kinesiofobia (miedo al movimiento asociado con el dolor) y creencias de miedo-evitación (miedo en torno a la actividad y el trabajo). Hay pruebas muy sólidas de que el miedo relacio-

nado con el dolor aumenta la intensidad del mismo, incrementando la probabilidad de que se torne crónico.

19. H. Susan J. Picavet, Johan W.S. Vlaeyen y Jan S.A.G. Schouten, «Pain catastrophizing and kinesiophobia: Predictors of chronic low back pain», *American Journal of Epidemiology* 156, n.º 11 (2002), págs. 1.028-1.034.

20. H.A. Saadah, «Headache Fear», *Journal of the Oklahoma State Medical Association* 90, n.º 5 (1997), págs. 179-184.

Dolor de rodilla: Katherine Kendell, Brian Saxby, Malcolm Farrow y Carolyn Naisby, «Psychological factors associated with short-term recovery from total knee replacement», *British Journal of Health Psychology* 6, n.º 1 (2001), págs. 41-52.

Fibromialgia: A. Gupta, A.J. Silman, D. Ray, R. Morriss, C. Dickens, G.J. MacFarlane, Y.H. Chiu, B. Nicholl y J. McBeth, «The role of psychosocial factors in predicting the onset of chronic widespread pain: Results from a prospective population-based study», *Rheumatology* 46, n.º 4 (2007), págs. 666-671.

Dolor de espalda: Ilse E.J. Swinkels-Meewisse, Jeffrey Roelofs, Erik G.W. Schouten, André L.M. Verbeek, Rob A.B. Oostendorp y Johan W.S. Vlaeyen, «Fear of movement/(re)injury predicting chronic disabling low back pain: A prospective inception cohort study», *Spine* 31, n.º 6 (2006), págs. 658-664.

Dolor de cuello: Marc J. Nederhand, Maarten J. Ijzerman, Hermie J. Hermens, Dennis C. Turk y Gerrit Zilvold, «Predictive value of fear avoidance in developing chronic neck pain disability: Consequences for clinical decision making», *Archives of Physical Medicine and Rehabilitation* 85, n.º 3 (2004), págs. 496-501.

Dolor de espalda y/o cuello: Katja Boersma y Steven J. Linton, «Expectancy, fear and pain in the prediction of chronic pain and disability: A prospective analysis», *European Journal of Pain* 10, n.º 6 (2006), pág. 551-557.

Dolor de hombros: Jeffrey J. Parr, Paul A. Borsa, Roger B. Fillingim, Mark D. Tillman, Todd M. Manini, Chris M. Gregory y Steven Z. George, «Pain-related fear and catastrophizing predict pain intensity and disability independently using an induced muscle injury model», *Journal of Pain* 13, n.º 4 (2012), págs. 370-378.

Dolor pélvico: Maria Glowacka, Natalie Rosen, Jill Chorney, Erna Snelgrove y Ronald B. George, «Prevalence and predictors of genito-pelvic pain in pregnancy and postpartum: The prospective impact of fear avoidance», *Journal of Sexual Medicine* 11, n.º 12 (2014), págs. 3.021-3.034.

Diferentes tipos de dolor crónico, como dolor de espalda, dolor de piernas, dolor de cuello y hombros, dolor de brazos, dolor pélvico, dolor de todo el cuerpo, dolor de cabeza y rostro, dolor de vientre y dolor de pecho: Han J.A. Samwel, Floris W. Kraaimaat, Andrea W.M. Evers, y Ben J.P. Crul, «The role of fear-avoidance and helplessness in explaining functional disability in chronic pain: A prospective study», *International Journal of Behavioral Medicine* 14, n.º 4 (2007), págs. 237-241.

21. La cita de Chris y Molly y el ciclo del dolor-miedo son ejemplos de bucle de *feedback* positivo. En ocasiones, en las transmisiones en directo, el micrófono emite un sonido horrible. Eso es un bucle de *feedback* positivo que comienza como un pequeño sonido que es captado por el micrófono. El pequeño sonido se amplifica y se reproduce por los altavoces. Ahora es un sonido de magnitud intermedia, que vuelve a ser captado por el micrófono, amplificándose de nuevo y reproduciéndose otra vez por los altavoces. En ese momento, es un sonido más grande que no tarda en convertirse en un ruido enorme y penetrante.

Pero mi ejemplo favorito de bucle de *feedback* positivo es una estampida de ganado.

La gente piensa que las vacas son animales plácidos que se pasan el día pastando, pero no hay que subestimarlas. Al igual que muchos animales de presa, las vacas evolucionaron para escapar de los depredadores, pudiendo correr hasta 40 kilómetros por hora. Las vacas se asustan fácilmente. Se sabe que algo tan insignificante como encender una cerilla las hace entrar en pánico. Y cuando una vaca se asusta y empieza a correr, el pánico se propaga y pronto otras vacas también se ponen a correr.

Las vacas corren porque están asustadas. Cuanto mayor es el nivel de pánico, mayor es el número de vacas que corren. Y, cuantas más vacas corren, mayor es el nivel de pánico. Es un clásico bucle de *feedback* positivo que a menudo termina provocando una estampida en todo el rebaño.

22. Mitigar el miedo relacionado con el dolor reduce el dolor y la incapacidad. Rob J.E.M. Smeets, Johan W.S. Vlaeyen, Arnold D.M. Kester y J. André Knottnerus, «Reduction of pain catastrophizing mediates the outcome of both physical and cognitive-behavioral treatment in chronic low back pain», *Journal of Pain* 7, n.º 4 (2006), págs. 261-271; Jeroen R. De Jong, Karoline Vangronsveld, Madelon L. Peters, Mariëlle E.J.B. Goossens, Patrick Onghena, Isis Bulté y Johan W.S. Vlaeyen, «Reduction of pain-related fear and disability in post-traumatic neck pain: A replicated single-case experimental study of exposure in vivo», *Journal of Pain* 9, n.º 12 (2008), págs. 1.123-1.134.

Jeroen R. De Jong, Johan W.S. Vlaeyen, Marjon van Eijsden, Christoph Loo y Patrick Onghena, «Reduction of pain-related fear and increased function and participation in work-related upper extremity pain (WRUEP): Effects of exposure in vivo», *Pain* 153, n.º 10 (2012), págs. 2.109-2.118.

4. ADOPTAR UNA NUEVA PERSPECTIVA

1. *El curioso caso de Benjamin Button*, dirigida por David Fincher. Estados Unidos: Paramount Pictures, 2008.

2. El doctor Howard Schubiner es especialista en medicina interna, fundador y director del Mind Body Medicine Program en el Ascension Providence Hospital y profesor clínico de la Universidad Estatal de Michigan.

3. Como hemos mencionado en el capítulo 2, el dolor está diseñado para advertirnos de que padecemos un problema en el cuerpo. Así pues, la creencia de que el dolor tiene una causa física es natural, y por eso todos tenemos dicha creencia. Pero, cuando esa creencia es especialmente poderosa, conduce a un exceso de miedo que alimenta el dolor neuroplástico.

   Esto ha sido muy estudiado por los científicos que calibran la fuerza de esta creencia con cuestionarios que preguntan cosas tan divertidas como: «¿En qué medida está de acuerdo con esta afirmación? "El dolor es un mensaje de mi cuerpo diciéndome que me ocurre algo muy negativo"». Los estudios sobre todo tipo de enfermedades, desde el dolor de espalda hasta el dolor de cuello o de rodilla, muestran lo mismo: las personas que obtienen una puntuación más elevada tienen más probabilidades de desarrollar dolor crónico. Ilse E.J. Swinkels-Meewisse, Jeffrey Roelofs, Erik G.W. Schouten, André L.M. Verbeek, Rob A.B. Oostendorp y Johan W.S. Vlaeyen, «Fear of movement/(re)injury predicting chronic disabling low back pain: A prospective inception cohort study», *Spine* 31, n.º 6 (2006), págs. 658-664.

Marc J. Nederhand, Maarten J. Ijzerman, Hermie J. Hermens, Dennis C. Turk y Gerrit Zilvold, «Predictive value of fear avoidance in developing chronic neck pain disability: Consequences for clinical decision making», *Archives of Physical Medicine and Rehabilitation* 85, n.º 3 (2004), págs. 496-501; Eeva-Eerika Helminen, Sanna H. Sinikallio, Anna L. Valjakka, Rauni H. Väisänen-Rouvali y Jari P.A. Arokoski, «Determinants of pain and functioning in knee osteoarthritis: A one-year prospective study», *Clinical Rehabilitation* 30, n.º 9 (2016), págs. 890-900.

Un estudio realizado en Holanda evaluaba la creencia de que el dolor refleja daños en el cuerpo. Cuando efectuaron un seguimiento de los sujetos seis meses después, los científicos constataron algunas tendencias interesantes en los participantes que puntuaban más alto en este tipo de creencia.

Algunos sujetos con una alta puntuación comenzaron el estudio padeciendo dolor de espalda, siendo mucho más probable que siguieran padeciendo dolor de espalda durante el seguimiento que las personas que obtuvieron una puntuación más baja y que creían que padecían un daño estructural. La creencia de que su dolor estaba causado por un problema estructural mantenía su dolor bloqueado.

Otros sujetos con elevada puntuación en este tipo de creencia no padecían dolor de espalda al principio del estudio, aunque también eran mucho más propensos a sufrirlo durante el seguimiento que sus compañeros que no tenían una creencia tan arraigada. La creencia poderosa de que el dolor es siempre un signo de daño físico incrementaba la probabilidad de la aparición de nuevos dolores. H. Susan J. Picavet, Johan W.S. Vlaeyen y Jan S.A.G. Schouten, «Pain catastrophizing and kinesiophobia: Predictors of chronic low back pain», *American Journal of Epidemiology* 156, n.º 11 (2002), págs. 1.028-1.034.

4. La buena noticia es que, cuando los pacientes son capaces de reducir su creencia de que su dolor está causado por un daño físico, su dolor mejora. Julio Doménech, Vicente Sanchis-Alfonso y Begoña Espejo, «Changes in catastrophizing and kinesiophobia are predictive of changes in disability and pain after treatment in patients with anterior knee pain», *Knee Surgery, Sports Traumatology, Arthroscopy* 22, n.º 10 (2014), págs. 2.295-2.300; Libai Cai, Huanhuan Gao, Huiping Xu, Yanyan Wang, Peihua Lyu y Yanjin Liu, «Does a program based on cognitive behavioral therapy affect kinesiophobia in patients following total knee arthroplasty? A randomized, controlled trial with a 6-month follow-up», *Journal of Arthroplasty* 33, n.º 3 (2018), págs. 704-710; Thomas P. Guck, Raymond V. Burke, Christopher Rainville, Dreylana Hill-Taylor y Dustin P. Wallace. «A brief primary care intervention to reduce fear of movement in chronic low back pain patients», *Translational Behavioral Medicine* 5, n.º 1 (2015), págs. 113-121.

5. Pete Reiser fue considerado por muchos de sus contemporáneos como el mejor jugador de béisbol que jamás haya existido. Su primer entrenador en las grandes ligas, Leo Durocher, afirmó de Reiser que era «tan bueno» como el gran Willie Mays: «Pete tenía más potencial que Willie, tanto con la zurda como con la diestra... Lo tenía todo menos suerte».

   Sin embargo, no fue la suerte lo que arruinó la carrera de Reiser, sino su tendencia a lesionarse y a ignorar las lesiones. Durante su etapa como jugador, ¡se estrelló contra la pared del campo once veces! Pero siguió jugando, a pesar de las fracturas de cráneo y las conmociones cerebrales. En realidad, el hecho de que Reiser chocara repetidamente contra las vallas y los muros de hormigón es la razón por la que los estadios de béisbol instalaron paredes acolchadas en el perímetro exterior del terreno de juego. Leo Durocher, *Nice Guys Finish Last*, Nueva York: Pocket Books, 1976. «Reckless Reiser dead at 62», *Windsor Star*, 27 de octubre de 1981.

6. Steve Martin. *Born Standing Up: A Comic's Life*, Nueva York: Simon & Schuster, 2008.

7. El experimento demuestra que el dolor puede ser una respuesta condicionada a un estímulo neutral: Victoria J. Madden, Valeria Bellan, Leslie N. Russek, Danny Camfferman, Johan W.S. Vlaeyen y G. Lorimer Moseley, «Pain by association? Experimental modulation of human pain thresholds using classical conditioning», *Journal of Pain* 17, n.º 10 (2016), págs. 1.105-1.115.

8. Esta revisión examina siete estudios distintos que exploran la relación entre el dolor crónico y las respuestas condicionadas: Daniel S. Harvie, G. Lorimer Moseley, Susan L. Hillier y Ann Meulders, «Classical conditioning differences associated with chronic pain: A systematic review», *Journal of Pain* 18, n.º 8 (2017): págs. 889-898.

9. En la facultad de medicina, los futuros médicos aprenden a diagnosticar enfermedades basándose en los síntomas del paciente. Un recurso mnemotécnico muy popular para ayudar a los estudiantes a recordar las posibles causas de la enfermedad es el acrónimo VINDICATE [vengar]:

    V-vascular
    I-infección
    N-neoplasma (un término elegante para referirse a los tumores)
    D-degenerativo
    I-intoxicación
    C-congénito
    A-autoinmune
    T-traumatismo
    E-endocrino (hormonas)

    Este recurso mnemotécnico está claramente arraigado en el modelo biomédico. Todos los elementos de la lista son físicos. Los médicos reciben entrenamiento para identificar causas estructurales. Y, cuando buscan problemas estructurales, encontrarán algunos, aunque no sean los causantes de la situación.

10. Entre las personas aquejadas de dolor crónico, el 90 % ha consultado a algún tipo de profesional médico para intentar aliviar su dolor, mientras que el 38 % ha recurrido a varios de ellos. La mayoría de esos profesionales adoptan un enfoque biomédico que no funciona ni ayuda a mitigar el dolor, pero que sí refuerza la creencia de sus pacientes de que padecen un problema físico (lo que irónicamen-

te solo contribuye a empeorar su situación). Peter D. Hart Research Associates. Americans talk about pain, 2003, https://www.resear-chamerica.org/sites/default/files/uploads/poll2003pain.pdf.

11. La buena noticia es que la comunidad médica está adoptando (lentamente) un enfoque más holístico, conocido como modelo biopsicosocial, el cual incluye los factores biológicos del modelo biomédico, aunque también tiene en cuenta los componentes psicológicos y sociales. George L. Engel, «The need for a new medical model: A challenge for biomedicine», *Science* 196, n.º 4.286 (1977), págs. 129-136.

5. EL SEGUIMIENTO SOMÁTICO

1. *El mago de Oz*, dirigida por Victor Fleming (Estados Unidos: Metro-Goldwyn-Mayer, 1939), es una piedra de toque cultural. Según la Library of Congress, no solo es la película más vista de todos los tiempos, sino que también ha acuñado la frase «No hay lugar como el hogar».

   No deja de sorprender que algunos estudiosos consideren que la película es una alegoría sobre la política estadounidense de la década de los 1890. Supuestamente, el camino de ladrillos amarillos representa que el dinero está respaldado por el patrón oro. (¿Cómo se mide el oro? En onzas, que abreviamos como «oz»). *The Wizard of Oz: An American fairy tale*, extraído de https://www.loc.gov/exhibits/oz/ozsect2.html. Littlefield, Henry M. «The Wizard of Oz: Parable on populism», *American Quarterly* 16, n.º 1 (1964), págs. 47-58.

2. *Somático* significa «relacionado con el cuerpo». El seguimiento somático es una forma de atender a las sensaciones físicas del cuerpo, utilizando para ello una nueva lente, lo cual permite cambiar poco a poco el modo en que el cerebro interpreta dichas sensaciones.

3. Maia Szalavitz, «Q&A: Jon Kabat-Zinn talks about bringing mindfulness meditation to medicine», *Time*, 11 de enero de 2012.

4. Se ha demostrado que el mindfulness reduce la actividad en la amígdala, una estructura cerebral con forma de almendra que desempeña un papel clave en la experiencia del miedo. Anselm Doll, Britta K. Hölzel, Satja Mulej Bratec, Christine C. Boucard, Xiyao Xie, Afra M.

Wohlschläger y Christian Sorg, «Mindful attention to breath regula-tes emotions via increased amygdala-prefrontal cortex connectivi-ty», *Neuroimage* 134 (2016), págs. 305-313.

5. El mindfulness contribuye a reducir el dolor neuroplástico. Eve-Ling Khoo, Rebecca Small, Wei Cheng, Taylor Hatchard, Brittany Glynn, Danielle B. Rice, Becky Skidmore, Samantha Kenny, Brian Hutton y Patricia A. Poulin, «Comparative evaluation of group-based mindful-ness-based stress reduction and cognitive behavioural therapy for the treatment and management of chronic pain: A systematic review and network meta-analysis», *Evidence-Based Mental Health* 22, n.º 1 (2019), págs. 26-35.

6. Tracy Sloan y Michael J. Telch, «The effects of safety-seeking beha-vior and guided threat reappraisal on fear reduction during exposu-re: An experimental investigation», *Behaviour Research and Therapy* 40, n.º 3 (2002), págs. 235-251; Tim Shore, Kathrin Cohen Kadosh, Miriam Lommen, Myra Cooper y Jennifer Y.F. Lau. «Investigating the effectiveness of brief cognitive reappraisal training to reduce fear in adolescents», *Cognition and Emotion* 31, n.º 4 (2017), págs. 806-815.

7. Meike K. Uhrig, Nadine Trautmann, Ulf Baumgärtner, Rolf-Detlef Treede, Florian Henrich, Wolfgang Hiller y Susanne Marschall, «Emotion elicitation: A comparison of pictures and films», *Frontiers in Psychology* 7 (2016), pág. 180; Rainer Westermann, Kordelia Spies, Günter Stahl y Friedrich W. Hesse, «Relative effectiveness and va-lidity of mood induction procedures: A meta-analysis», *European Journal of Social Psychology* 26, n.º 4 (1996), págs. 557-580.

8. Nicole Geschwind, Michel Meulders, Madelon L. Peters, Johan W.S. Vlaeyen y Ann Meulders, «Can experimentally induced positive affect attenuate generalization of fear of movement-related pain?» *Journal of Pain* 16, n.º 3 (2015), págs. 258-269; Zahra Goli, Ali Asghari y Alireza Moradi. «Effects of mood induction on the pain responses in patients with migraine and the role of pain catastrophizing», *Clinical Psychology and Psichotherapy* 23, n.º 1 (2016), págs. 66-76.

9. Le mostré esta foto a la hija de seis años del coautor de este libro y le pregunté cómo se sentía. Su respuesta fue: «Como si dentro de mí brillase el sol». Ese es exactamente el estado de ánimo que buscamos.

10. Las expresiones «acechar como un halcón» y «ojo de águila» están basadas en la realidad. Se calcula que las aves de presa –como los halcones, águilas y milanos– tienen una visión entre cuatro y ocho veces más poderosa que la de los humanos. Ven más lejos que nosotros, detectan el movimiento mejor e incluso distinguen mejor los colores en determinadas situaciones.

    Por supuesto, cuando hablo del modo halcón, no me refiero a lo bien que ve un halcón, sino a la intensidad de su mirada. Los halcones tienen una mirada tan penetrante porque poseen una gran cresta superciliar (el hueso que está encima de las cuencas oculares y que también nosotros tenemos). Esta cresta superciliar ayuda a dar sombra a los ojos y los protege del polvo y el viento. También hace que los halcones parezcan implacables, aunque no estoy seguro de si esa es una razón oficial o solo un extra de mi cosecha.

    En resumen, los halcones no pueden evitar su mirada intensa, porque están hechos para ello. Pero nosotros sí que podemos evitarlo. Hagamos todo lo posible para reducir la intensidad en el momento de practicar el seguimiento somático.

    Michael P. Jones, Kenneth E. Pierce Jr. y Daniel Ward, «Avian vision: A review of form and function with special consideration to birds of prey», *Journal of Exotic Pet Medicine* 16, n.º 2 (2007), págs. 69-87; Simon Potier, Mindaugas Mitkus y Almut Kelber, «High resolution of colour vision, but low contrast sensitivity in a diurnal raptor», *Proceedings of the Royal Society B: Biological Sciences* 285, n.º 1.885 (2018), pág. 1.036; Kari Kirschbaum, «Familia Accipitridae», *AnimalDiversity Web.* Museo de Zoología de la Universidad de Michigan.

11. Mi padre, Stan Gordon Tarshis (por suerte para mí, dejó de utilizar el apellido Tarshis antes de que yo naciera), ganó el campeonato de la NCAA en barra fija durante los años 1959 y 1960. Si hubiera ganado también en 1958, habría sido el primer tricampeón en esta categoría. Por desgracia, ese año solo consiguió la plata porque perdió ante (adivinen quién) Abie Grossfeld. «Southern California Jewish Sports Hall of Fame», 2016. Recuperado de http://scjewishsportshof.com/tarshis.html.

12. «The Gambler», escrita por Don Schlitz en 1976, fue grabada por Schlitz y otros cantantes de música *country*, pero es la versión de

Kenny Rogers la que alcanzó el número uno en las listas de Billboard de música *country* e incluso llegó al número 16 en la lista de pop y al número 3 en la Easy Listening. Joel Whitburn, *The Billboard Book of Top 40 Country Hits: 1944-2006*. Record Research, 2004.

6. EL PROCESO

1. Albert Burneko, «The 76ers are run by a ridiculous TED-humping moron», *Deadspin*, 18 de febrero de 2015. Recuperado de https://deadspin.com/the-76ers-are-run-by-a-ridiculous-ted-humping-moron-1686613279.

2. Para una historia detallada de cómo la frase «Confía en el proceso» se convirtió en el eslogan no oficial de los Philadelphia 76ers, véase Rappaport, Max: «The definitive history of "trust the process"», *Bleacher Report*, 23 de agosto de 2017. Recuperado de: https://bleacherreport.com/articles/2729018-the-definitive-history- of- trust-the-process.

3. Como es lógico, a la NBA no le agradaba la idea de que los equipos perdiesen partidos intencionadamente durante varios años. En parte como respuesta al proceso de Hinkie, la NBA cambió las reglas de selección anual para que los equipos que ocupaban el último lugar tuviesen menos ventajas en este sentido. Arun Thottakara: «Tearing up the process: The NBA's new draft lottery reform seeks to counter tanking», *Villanova Sports Law Society Blog*, 2018. Recuperado de https://www.villanova.edu/villanova/law/academics/sportslaw/commentary/sls_blog/2018/tearing- up- the-process—the-nbas-new-draft-lottery-reform-seeks-.html

4. Isaac Marks, «Exposure therapy for phobias and obsessive-compulsive disorders», *Hospital Practice* 14, n.º 2 (1979), págs. 101-108; Karyn M. Myers y Michael Davis. «Mechanisms of fear extinction», *Molecular Psychiatry* 12, n.º 2 (2007), págs. 120-150.

5. Edna B. Foa y Michael J. Kozak, «Emotional processing of fear: Exposure to corrective information», *Psychological Bulletin* 99, n.º 1 (1986), pág. 20.

6. Un estudio reciente efectuado en Texas ha mostrado de manera

accidental las recaídas en acción. Los investigadores reclutaron a personas con agorafobia, un trastorno de ansiedad que se desencadena al sentirse atrapado en espacios públicos. Los científicos esperaban ayudar a los participantes a superar su miedo mediante la exposición haciendo que los participantes pasaran tiempo en espacios que les provocaban miedo: transporte público, cines, centros comerciales. El objetivo era que tuvieran experiencias correctivas y redujeran su temor.

Pero algunos de los participantes experimentaron más miedo durante su exposición. Y, en lugar de experiencias correctivas, padecieron una recaída. Y esos participantes eran los que más miedo seguían teniendo al final del estudio. Alicia E. Meuret, Anke Seidel, Benjamin Rosenfield, Stefan G. Hofmann y David Rosenfield, «Does fear reactivity during exposure predict panic symptom reduction?» *Journal of Consulting and Clinical Psychology* 80, n.º 5 (2012), pág. 773.

7. Como ya hemos mencionado en este capítulo, la única manera de superar el miedo es a través de la exposición. Por esta razón, las conductas de evitación a veces tienen mala reputación. Sin embargo, recientemente, los psicólogos han empezado a darse cuenta del valor de las conductas de evitación como herramienta para ayudar a superar el miedo. Stefan G. Hofmann y Aleena C. Hay, «Rethinking avoidance: Toward a balanced approach to avoidance in treating anxiety disorders», *Journal of Anxiety Disorders* 55 (2018), págs. 14-21; Joseph E. LeDoux, Justin Moscarello, Robert Sears y Vincent Campese, «The birth, death and resurrection of avoidance: A reconceptualization of a troubled paradigm», *Molecular Psychiatry* 22, n.º 1 (2017), págs. 24-36.

    Las conductas de evitación son parte fundamental del proceso porque nos ayudan a minimizar las recaídas.

8. Stéphanie Volders, Yannick Boddez, Steven De Peuter, Ann Meulders y Johan W.S. Vlaeyen, «Avoidance behavior in chronic pain research: A cold case revisited», *Behaviour Research and Therapy* 64 (2015), págs. 31-37.

9. Dado que las conductas de evitación suelen ser físicas, refuerzan la creencia de que el dolor está causado por un problema físico, incluso cuando no es así. Por ejemplo, si nos duele estar sentados, ponernos de pie es una conducta de evitación eficaz. Esto puede

hacer que pensemos: «Vale, ponerme de pie me ha quitado algo de tensión en la columna». Pero, si padecemos dolor neuroplástico, la columna vertebral es irrelevante. Como ya hemos comentado en el capítulo 4, sentimos dolor al sentarnos porque es una respuesta condicionada. Y nos sentimos mejor cuando estamos de pie porque estamos evitando la respuesta condicionada. Estar de pie no reduce la tensión en la columna vertebral, sino que hace que el cerebro se sienta más seguro.

10. Serpientes y escaleras [*Chutes and Ladders*] fue comercializado por primera vez en Estados Unidos en 1943 por Milton Bradley. Suzanne Slesin, «At 50, still climbing, still sliding», *Nueva York Times*, 15 de julio de 1993, C3.

11. Merece la pena señalar que serpientes y escaleras se basa en un antiguo juego de mesa procedente de la India llamado del mismo modo. La metáfora es muy adecuada, dado que las serpientes son bastante peligrosas.

12. Cuando las personas tienen pensamientos negativos extremos acerca del dolor (conocidos como catastrofismo del dolor), experimentan más sufrimiento. Steven Z. George y Adam T. Hirsh, «Psychologic influence on experimental pain sensitivity and clinical pain intensity for patients with shoulder pain», *Journal of Pain* 10, n.º 3 (2009), págs. 293-299.

13. Este estudio pone de manifiesto que los pensamientos negativos hacen que los pacientes sean más sensibles al dolor, mientras que los mensajes de seguridad los tornan menos sensibles a él: Daniela Roditi, Michael E. Robinson y Nola Litwins, «Effects of coping statements on experimental pain in chronic pain patients», *Journal of Pain Research* 2 (2009), pág. 109.

14. Dato curioso: la «B» significa «Burrhus».

15. Skinner recompensaba a las palomas con una golosina cada vez que la bola superaba a su oponente. Con este refuerzo positivo, las palomas se volvieron bastante buenas golpeando la bola de un lado a otro. Es una imagen mental divertida, pero debemos tener presente que las palomas no utilizaban paletas, sino que golpeaban la bola con su pico. Podemos verlas en acción en el siguiente enlace: https://www.youtube.com/watch?v=vGazyH6fQQ4.

16. El nombre oficial de esta instalación es «cámara de condicionamiento operante», pero suele conocerse como caja de Skinner, en honor al hombre que la hizo famosa.

17. Aunque el descubrimiento fue accidental, Skinner se dio cuenta de inmediato de su importancia: «Mi primera curva de extinción apareció por accidente. Una rata estaba presionando la palanca en un experimento sobre la saciedad cuando el dispensador de bolitas se atascó. Yo no estaba allí en ese momento, y cuando volví me encontré con una hermosa curva. La rata había seguido presionando la palanca a pesar de no recibir bolitas [...]. Estaba terriblemente emocionado. Era un viernes por la tarde y no había nadie en el laboratorio a quien pudiera avisar. Todo ese fin de semana crucé las calles con especial cuidado y evité cualquier riesgo innecesario para proteger mi descubrimiento de la pérdida causada por mi fallecimiento en un posible accidente». Burrhus Frederic Skinner, *The Shaping of a Behaviorist: Part Two of an Autobiography*, Nueva York: Alfred A. Knopf, 1979, pág. 95.

18. No todos los días es posible citar un estudio de hace ochenta años: B.F. Skinner, «On the rate of extinction of a conditioned reflex», *Journal of General Psychology* 8, n.º 1 (1933), págs. 114-129.

19. Como hemos mencionado, Skinner y sus contemporáneos describieron el modo en que los animales respondían a la extinción –como, por ejemplo, la frecuencia con la que una rata pulsaba la palanca una vez que dejaba de recibir comida como recompensa– y reflejaron este comportamiento en gráficos. Estas «curvas de extinción» mostraban una disminución gradual a medida que la rata desaprendía el comportamiento. Pero, en ocasiones, se producía un aumento del comportamiento antes de que desapareciese.

    Fred Keller y William Schoenfeld fueron los primeros en describir este incremento de la actividad como una «ráfaga» en su libro de texto seminal de 1950, *Principles of Psychology*, escribiendo: «La curva de extinción muestra una ráfaga de respuestas»; o un poco más llamativo: «El animal es propenso a atacar con fuerza la barra que ya no le ofrece recompensa alguna».

    Puede que experimentemos una ráfaga de extinción, pero debemos mantener el rumbo. Al igual que esas ratas terminaron rindiéndose, nuestro dolor cesará cuando ya no reciba refuerzo alguno. F.S. Keller y W.N. Schoenfeld, *Principles of psychology: A systematic text in the science of behavior. Century Psychology Series*. East Norwalk, CT: Appleton-Century-Crofts, 1950.

7. ROMPER EL HÁBITO DE LA ALERTA MÁXIMA

1. Las estadísticas sobre el estrés en todo el mundo y en Estados Unidos provienen del Informe Global sobre las Emociones de Gallup, del año 2019. Esta encuesta se basa en 151.000 entrevistas, realizadas en 143 países, en torno a las emociones positivas y negativas.

   Cuando se preguntó a los encuestados: «¿Experimentó usted estrés durante gran parte del día de ayer?», el 55 % de los estadounidenses respondió afirmativamente. Estados Unidos empató con Albania, Irán y Sri Lanka, situándose tan solo a cuatro puntos del país más estresado del mundo, Grecia, la cual lleva una década sumida en una devastadora crisis económica.

   Julie Ray, «Americans' stress, worry and anger intensified in 2018», 25 de abril de 2019, Gallup Organization. Recuperado de: https://news.gallup.com/poll/249098/americans-stress-worry-angerintensified-2018.aspx. Niki Kitsantonis, «Greece, 10 years into economic crisis, counts the cost to mental health», *New York Times*, 3 de febrero de 2019. Recuperado de: https://www.nytimes.com/2019/02/03/world/europe/greece-economy-mental-health.html.

2. Arthur S.P. Jansen, Xay Van Nguyen, Vladimir Karpitskiy, Thomas C. Mettenleiter y Arthur D. Loewy, «Central command neurons of the sympathetic nervous system: Basis of the fight-or-flight response», *Science* 270, n.º 5.236 (1995), págs. 644-646.

3. Robert M. Sapolsky. *Why Zebras Don't Get Ulcers: The Acclaimed Guide to Stress, Stress-Related Diseases, and Coping*, Nueva York: Henry Holt, 2004.

4. La verdad es que no es fácil efectuar un recuento exacto del número de tipos de Oreo que existen porque, cada temporada, aparecen nuevos sabores (Oreos de calabaza), sabores de edición limitada (Oreos de luna de malvavisco para el quincuagésimo aniversario del

alunizaje) y sabores internacionales (Oreos de té matcha de Japón). Dicho esto, estoy seguro de que hay al menos setenta y dos sabores distintos, sin contar todas las versiones que solo tienen diferentes cantidades de relleno de crema (Double Stuf Oreos, Mega Stuf Oreos y las asombrosas Most Stuf Oreos).

El siguiente artículo, de hace un par de años, enumera cincuenta y cinco sabores diferentes de Oreo: Ceron, Ella, «Here's every Oreo flavo rever created», *Teen Vogue*, 19 de junio de 2017. Recuperado de: https://www.teenvogue.com/historia/every-oreo-flavor-ranked.

5.   Beatrice M. De Oca y Alison A. Black, «Bullets versus burgers: Is it threat or relevance that captures attention?» *American Journal of Psychology* 126, n.º 3 (2013), págs. 287-300.

6.   Burrhus F. Skinner, «Reinforcement today», *American Psychologist* 13, n.º 3 (1958), pág. 94.

7.   El tipo de refuerzo utilizado por las máquinas tragaperras se denomina de «proporción variable», lo cual significa que, si bien la probabilidad de ganar siempre es la misma, el número real de tiradas necesarias para ganar es variable. Por ejemplo, una máquina tragaperras puede pagar de media cada cien tiradas. Pero eso es solo la media, puesto que variará el número real de tiradas necesarias para conseguir un premio importante. Russell T. Hurlburt, Terry J. Knapp y Steven H. Knowles, «Simulated slot-machine play with concurrent variable ratio and random ratio schedules of reinforcement», *Psychological Reports* 47, n.º 2 (1980), pág. 635-639.

8.   Catharine A. Winstanley, Paul J. Cocker y Robert D. Rogers, «Dopamine modulates reward expectancy during performance of a slot machine task in rats: Evidence for a 'near-miss' effect», *Neuropsichopharmacology* 36, n.º 5 (2011), págs. 913-925; Juho Joutsa, Jarkko Johansson, Solja Niemelä, Antti Ollikainen, Mika M. Hirvonen, Petteri Piepponen, Eveliina Arponen, *et al.*, «Mesolimbic dopamine release is linked to symptom severity in pathological gambling», *Neuroimage* 60, n.º 4 (2012), págs. 1992-1999.

9.   Mary C. Ritz, Richard J. Lamb y M.J. Kuhar, «Cocaine receptors on dopamine transporters are related to self-administration of cocaine», *Science* 237, n.º 4.819 (1987), págs. 1.219-1.223.

10. Gerhard Meyer, Berthold P. Hauffa, Manfred Schedlowski, Cornelius Pawlak, Michael A. Stadler y Michael S. Exton, «Casino gambling increases heart rate and salivary cortisol in regular gamblers». *Biological Psychiatry* 48, n.º 9 (2000), págs. 948-953; Gerhard Meyer, Jan Schwertfeger, Michael S. Exton, Onno E. Janssen, Wolfram Knapp, Michael A. Stadler, Manfred Schedlowski y Tillmann H.C. Krüger, «Neuroendocrine response to casino gambling in problem gamblers», *Psychoneuroendocrinology* 29, n.º 10 (2004), págs. 1.272-1.280.

11. Madeline Stone, «Smartphone addiction now has a clinical name», *Business Insider*, 31 de julio de 2014. Recuperado de: http://www.businessinsider.com/what-is-nomophobia-2014-7?IR=T.

12. Catherine Price, «Putting down your phone may help you live longer», *New York Times*, 24 de abril de 2019. Recuperado de: https://www.nytimes.com/2019/04/24/well/mind/putting-down-your-phone-may-help-you-live-longer.html.

13. Michelle Drouin, Daren H. Kaiser y Daniel A. Miller. «Phantom vibrations among undergraduates: Prevalence and associated psychological characteristics», *Computers in Human Behavior* 28, n.º 4 (2012), págs. 1.490-1.496.

    Este fenómeno es tan común que incluso hay una página de Wikipedia dedicada al «síndrome de la vibración fantasma» con algunos sobrenombres bastante buenos, como «ansiedad del timbre» y «síndrome de llamadas fantasma». Véase: https://en.wikipedia.org/wiki/Phantom_vibration_syndrome.

14. «Tecmark survey finds average user picks up their smartphone 221 times a day», *Tecmark*, 2014. Extraído de: https://www.tecmark.co.uk/blog/smartphone-usage-data-uk-2014.

15. Tina Fey, *Bossypants*, Nueva York: Little, Brown, 2011, pág. 274.

16. La incertidumbre es muy estresante. De hecho, en ocasiones, la incertidumbre es peor que aquello que nos preocupa. Unos científicos londinenses lo demostraron con un experimento muy inteligente. Los participantes en este estudio jugaban a un videojuego en el que daban la vuelta a diferentes piedras. A veces había una serpiente escondida bajo la roca, y otras no. Y, para aumentar la tensión, si había una serpiente debajo de la roca, el participante recibía una leve descarga eléctrica. ¡Qué juego tan divertido!

Los investigadores midieron los niveles de estrés de los participantes durante el tiempo que estuvieron jugando. Lo interesante es que a veces los participantes sabían con certeza que había una serpiente bajo la roca. Pero otras veces solo tenían la sospecha de que había una serpiente escondida.

Cuando los participantes sabían con certeza que iban a recibir una descarga, sus niveles de estrés aumentaban, lo cual tiene bastante sentido. Saber que vas a recibir una descarga es estresante. Sin embargo, cuando los participantes no estaban seguros de que hubiera una serpiente, ¡sus niveles de estrés subían aún más! La posibilidad de que ocurriese una cosa negativa era más estresante que una cosa negativa que iba a suceder de manera inevitable.

Como ya hemos explicado en el capítulo 5, la reevaluación de la seguridad es una técnica eficaz para reducir el miedo. En mi opinión, las personas que jugaban al videojuego de la serpiente podrían haber reducido sus niveles de estrés diciéndose a sí mismas: «Puede que me dé un pequeño susto o tal vez no. Pero, en cualquier caso, no hay nada que temer». Archy O. De Berker, Robb B. Rutledge, Christoph Mathys, Louise Marshall, Gemma F. Cross, Raymond J. Dolan y Sven Bestmann, «Computations of uncertainty mediate acute stress responses in humans», *Nature Communications* 7, artículo n.º 10.996 (2016).

17. Como hemos señalado en el capítulo 6, la exposición es la clave para superar el miedo. Pero exponerse de una manera que nos hace sentir inseguros conduce a retrocesos. Sentirse atrapado es una forma segura de sentirse inseguro y de poner el cerebro en alerta máxima.

El neurocientífico Joseph LeDoux ha realizado un interesante trabajo en este campo, en el que demuestra que sentirse atrapado sin ningún control aumenta el miedo. Pero como LeDoux escribía no hace mucho: «La ansiedad disminuye en el caso de que la persona tenga el control de la situación a través de sus propias acciones». Emily A. Boeke, Justin M. Moscarello, Joseph E. LeDoux, Elizabeth A. Phelps y Catherine A. Hartley, «Active avoidance: Neural mechanisms and attenuation of Pavlovian conditioned responding», *Journal of Neuroscience* 37, n.º 18 (2017), págs. 4.808-4.818; LeDoux, Joseph, «For the anxious, avoidance can have an upside», *New York Times*, 7 de abril de 2013. Recuperado de: https://opinionator.blogs.nytimes.com/2013/04/07/for-the-anxious-avodidance-can-have-an-upside.

Debemos hacer todo lo que esté en nuestra mano para asumir el control de las situaciones y evitar sentirnos atrapados, porque eso reducirá el miedo y el dolor.

8. CÓMO SENTIRSE BIEN

1. Como la mayoría de los cuentos, «La historia de los dos lobos» tiene docenas de versiones diferentes, y es difícil averiguar su origen exacto. A menudo se presenta como una leyenda cheroqui, pero no hay pruebas de que tenga ninguna conexión con los nativos americanos. Algunas personas creen que el primer ejemplo de su uso procede de un libro del evangelista cristiano Billy Graham. Su versión no tiene lobos ni un abuelo sabio, sino que trata de dos perros de pelea (uno negro y otro blanco), propiedad de un «pescador esquimal». Pero tiene la misma moraleja, es decir, «que el que alimentamos siempre vence porque es más fuerte». Billy Graham, *The Holy Spirit: Activating God's Power in Your Life*, Nashville: W Publishing Group, 1978, pág. 92.

2. Esta revisión explora la relación existente entre el dolor y los «afectos positivos». Las emociones positivas reducen tanto el dolor inducido experimentalmente (descargas eléctricas, sondas calientes) como el dolor crónico: Patrick H. Finan y Eric L. Garland, «The role of positive affect in pain and its treatment», *Clinical Journal of Pain* 31, n.º 2 (2015), pág. 177.

3. Captar nuestros miedos es una versión de la «reestructuración cognitiva», una técnica diseñada para reducir los pensamientos negativos y sustituirlos por otros positivos. Existe un gran número de evidencias que demuestran la eficacia de la reestructuración cognitiva para reducir varios tipos de miedo, incluido el miedo relacionado con el dolor. Richard P. Mattick, Lorna Peters y J. Christopher Clarke, «Exposure and cognitive restructuring for social phobia: A controlled study», *Behavior Therapy* 20, n.º 1 (1989), págs. 3-23; A.D. De

Jongh, Peter Muris, Guusje Ter Horst, Florence Van Zuuren, Nelleke Schoenmakers y Peter Makkes, «One-session cognitive treatment of dental phobia: Preparing dental phobics for treatment by restructuring negative cognitions», *Behaviour Research and Therapy* 33, n.º 8 (1995), págs. 947-954; Margo C. Watt, Sherry H. Stewart, Marie-Josée Lefaivre y Lindsay S. Uman, «A brief cognitive-behavioral approach to reducing anxiety sensitivity decreases pain-related anxiety», *Cognitive Behaviour Therapy* 35, n.º 4 (2006), págs. 248-256.

Para estudiar la eficacia de reconocer los miedos, algunos científicos reclutaron a personas a las que la perspectiva de los exámenes les provocaba ansiedad. Aunque a nadie le gusta hacer exámenes, para las personas que tienen ansiedad ante estos, los exámenes son una auténtica pesadilla. Como parte del estudio, los participantes tenían que llevar a cabo algunos exámenes, pero antes practicaban cómo capturar los miedos que les suscitaban. Y funcionó. Al detectar sus miedos, se volvieron menos temerosos de los exámenes. Sin embargo, lo mejor de todo es que, al final del estudio, los sujetos también tenían menos miedo a otras situaciones, como hablar en público, acudir a una fiesta o hacer una entrevista de trabajo. El hecho de detectar los pensamientos negativos que les suscitaban los exámenes, les permitió reducir su miedo en general. Marvin R. Goldfried, Marsha M. Linehan y Jean L. Smith, «Reduction of test anxiety through cognitive restructuring», *Journal of Consulting and Clinical Psychology* 46, n.º 1 (1978), pág. 32.

4.   Dawn M. Ehde y Mark P. Jensen, «Feasibility of a cognitive restructuring intervention for treatment of chronic pain in persons with disabilities», *Rehabilitation Psychology* 49, n.º 3 (2004), pág. 254; Annika Kohl, Winfried Rief y Julia Anna Glombiewski, «Do fibromyalgia patients benefit from cognitive restructuring and acceptance? An experimental study». *Journal of Behavior Therapy and Experimental Psychiatry* 45, n.º 4 (2014), págs. 467-474.

5.   La relación entre pensamientos y creencias es una situación comparable a la del huevo y la gallina. Las creencias influyen sin duda en lo que pensamos, pero lo que pensamos también modela nuestras creencias. En cierto estudio, se entrenó a jóvenes atletas en

varias técnicas relacionadas con el tenis. A la mitad de los participantes también se les enseñó a transmitirse mensajes positivos. Las creencias del grupo de los mensajes positivos acerca de su rendimiento aumentaron a consecuencia de su diálogo interno. Su rendimiento en el tenis también mejoró. En cambio, el grupo de control que no utilizó mensajes positivos no obtuvo ningún cambio en sus creencias ni en su tenis. Antonis Hatzigeorgiadis, Nikos Zourbanos, Christos Goltsios y Yannis Theodorakis, «Investigating the functions of self-talk: The effects of motivational self-talk on self-efficacy and performance in young tennis players», *Sport Psychologist* 22, n.º 4 (2008), págs. 458-471.

6. En el estudio del dolor de espalda de Boulder, verificaron este fenómeno reproduciendo un sonido desagradable mientras los participantes estaban en el aparato de resonancia magnética. Escuché el sonido, y era bastante malo. Parecía un cuchillo raspando una botella de vidrio o unas uñas arañando una pizarra. A nadie le gustaba, pero los pacientes con dolor crónico tenían una respuesta más intensa al sonido que los pacientes del grupo de control que no experimentaban dolor alguno. Los pacientes con dolor mostraron una mayor actividad cerebral y calificaron el sonido como más desagradable. Yoni Ashar, mensaje de correo electrónico al autor, 5 de febrero de 2020.

7. Mi coautor dudaba en utilizar esta foto porque decía que parecía más un *ewok* que un perro.

8. La hipervigilancia en pacientes con dolor crónico está bien documentada. Los altos niveles de hipervigilancia, muy comunes en las personas aquejadas de dolor, empeoran la situación. Gary B. Rollman, «Perspectives on hipervigilancy», *Pain* 141 (2009), págs. 183-184; Ann J. McDermid, Gary, B. Rollman y Glenn A. McCain, «Generalized hypervigilance in fibromyalgia: Evidence of perceptual amplification», *Pain* 66, n.º 2-3 (1996), págs. 133-144; Matthew S. Herbert, Burel R. Goodin, Samuel T. Pero IV, Jessica K. Schmidt, Adriana Sotolongo, Hailey W. Bulls, Toni L. Glover *et al.*, «Pain hypervigilance is associated with greater clinical pain severity and enhanced experimental pain sensitivity among adults with symptomatic knee osteoarthritis», *Annals of Behavioral Medicine* 48, n.º 1 (2014), págs. 50-60.

9. Los psicólogos denominan «saborear» [*savoring*] a la práctica de potenciar las sensaciones positivas. Un estudio reciente (publicado en el Journal of Happiness Studies) adiestró a un grupo de estudiantes para que utilizaran el saborear en su vida cotidiana y descubrió que reducía de manera importante emociones negativas como el miedo, haciendo que el cerebro se sintiera más seguro. Daniel B. Hurley y Paul Kwon, «Results of a study to increase savoring the moment: Differential impact on positive and negative outcomes», *Journal of Happiness Studies* 13, n.º 4 (2012), págs. 579-588.

    En otro estudio, los pacientes aquejados de dolor crónico siguieron un curso de ocho semanas que incluía el saborear como uno de sus componentes principales. Tras completar el curso, los enfermos de dolor mostraban menos hipervigilancia al dolor. Eric L. Garland y Matthew O. Howard, «Mindfulness-oriented recovery enhancement reduces pain attentional bias in chronic pain patients», *Psichoterapy and Psichosomatics* 82, n.º 5 (2013), págs. 311-318.

9. RECAÍDAS, RESILIENCIA Y RECUPERACIÓN

1. *El día de la marmota*, dirigida por Harold Ramis. Estados Unidos: Columbia Pictures, 1993.
2. *Saturday Night Live*. Creado por Lorne Michaels. Nueva York: National Broadcasting Company, 1975.
3. Jay Leno es famoso por su autocrítica acerca de sus primeros días en el mundo de la comedia. Jay Leno. *Leading with My Chin*, Nueva York: HarperCollins, 1996.
4. Sadhbh Joyce, Fiona Shand, Joseph Tighe, Steven J. Laurent, Richard A. Bryant y Samuel B. Harvey, «Road to resilience: A systematic review and meta-analysis of resilience training programmes and interventions», *BMJ Open* 8, n.º 6 (2018): e017858; Andrew Thomas Reyes, Christopher A. Kearney, Hyunhwa Lee, Katrina Isla y Jonica Estrada, «Interventions for posttraumatic stress with resilience as outcome: An integrative review», *Issues in Mental Health Nursing* 39, n.º 2 (2018), págs. 166-178; Acacia C. Parks, Allison L. Williams, Michele M. Tugade, Kara E. Hokes, Ryan D. Honomichl y Ran D. Zilca,

«Testing a scalable web and smartphone based intervention to impro-ve depression, anxiety, and resilience: A randomized controlled trial», *International Journal of Wellbeing* 8, n.º 2 (2018).

5. Para cerrar el círculo, este chiste de Shelley Berman fue contado por Lorne Michaels cuando apareció en la serie web de Jerry Seinfeld *Comedians in Cars Getting Coffee*. Seinfeld, Jerry, *Comedians in Cars Getting Coffee*: Serie Web, 14 de julio de 2016.

EPÍLOGO: EL ESTADO DE LA ATENCIÓN SANITARIA Y LA CRISIS DE LOS OPIÁCEOS

1. Sohail K. Mirza y Richard A. Deyo, «Systematic review of randomi-zed trials comparing lumbar fusion surgery to nonoperative care for treatment of chronic back pain», *Spine* 32, n.º 7 (2007), págs. 816-823.

2. Este estudio puso de manifiesto que la tasa global de complicaciones de la cirugía de fusión espinal era del 11,5 %: Tom Faciszewski, Robert B. Winter, John E. Lonstein, Francis Denis y Linda Johnson, «The sur-gical and medical perioperative complications of anterior spinal fu-sion surgery in the thoracic and lumbar spine in adults. A review of 1223 procedures», *Spine* 20, n.º 14 (1995), págs. 1.592-1.599.

    El estudio (que tampoco mostró beneficios de la cirugía de fu-sión espinal para el dolor de espalda) comprobó que el 23 % de los pacientes que se sometieron a esta cirugía tuvieron que someter-se a otra cirugía espinal en el plazo de cuatro años: Jens Ivar Brox, Øystein P. Nygaard, Inger Holm, Anne Keller, Tor Ingebrigtsen y Olav Reikerås, «Four-year follow- up of surgical versus non-surgical the-rapy for chronic low back pain», *Annals of the Rheumatic Diseases* 69, n.º 9 (2010), págs. 1.643-1.648.

3. Gina Kolata, «Why "useless" surgery is still popular», *New York Times*, 4 de agosto de 2016, A3.

4. Un informe publicado en el Journal of Pain estimaba que el coste del dolor crónico asciende a 6.350 millones de dólares al año, cifra superior a los costes anuales del cáncer, las enfermedades cardía-cas o la diabetes. Darrell J. Gaskin y Patrick Richard, «The economic

costs of pain in the United States», *Journal of Pain* 13, n.º 8 (2012), págs. 715-724.

5.   El Institute of Medicine constató que la persona que padece dolor crónico moderado genera 4.516 dólares más en costes sanitarios al año que la persona sin dolor. En el caso del dolor crónico severo, esa cifra se dispara a los 7.726 dólares anuales. P. Pizzo, N. Clark, O. Carter-Pokras, Myra Christopher, John T. Farrar, Kenneth A. Follett, Margaret M. Heitkemper *et al.*, *Relieving pain in America: A blueprint for transforming prevention, care, education, and research*, Washington, DC: Institute of Medicine, 2011.

6.   Los CDC informan de que en el año 2017 más del 17 % de los estadounidenses recibieron al menos una receta de opiáceos. Sin embargo, cada paciente recibió 3,4 recetas de media, por lo que el número total de recetas fue mucho mayor. En Estados Unidos, en 2017, el número total de recetas de opiáceos fue de 191.146.822. Estas cifras son alarmantes. *2018 annual surveillance report of drug-related risks and outcomes-United States*. Surveillance Special Report 2. Centers for Disease Control and Prevention, U.S. Department of Health and Human Services, 31 de agosto de 2018.

7.   Durante el año 2017, 47.600 estadounidenses murieron por sobredosis de opiáceos. Ese mismo año, en Estados Unidos, 39.773 personas murieron por armas de fuego (incluyendo suicidios) y 40.100 murieron en accidentes de tráfico. National Institute on Drug Abuse, «Overdose Death Rates», 29 de enero de 2019, https://www.drugabuse.gov/related-topics/trends-statistics/overdose-death-rates. Sarah Mervosh, «Nearly 40,000 deaths from firearms in 2017», *New York Times*, 19 de diciembre de 2018, A19; Nathan Bomey, «U.S. vehicle deaths topped 40,000 in 2017, National Safety Council estimates», *USA Today*, 15 de febrero de 2018.

8.   Uptin Saiidi, «US life expectancy has been declining. Here's why», *CNBC*, 9 de julio de 2019. Recuperado de: https://www.cnbc.com/2019/07/09/us-life-expectancy-has-been-declining-heres-why.html.

9.   Amy S.B., Bohnert, Gery P. Guy y Jan L. Losby, «Opioid prescribing in the United States before and after the Centers for Disease Control and Prevention's 2016 opioid guideline», *Annals of Internal Medicine* 169, n.º 6 (2018), págs. 367-375.

10. Ken Alltucker y Jayne O'Donnell, «Pain patients left in anguish by doctors "terrified" of opioid addiction, despite CDC change», *USA Today*, 24 de junio de 2019.

11. Las estimaciones para la formación relacionada con el dolor en las facultades de medicina estadounidenses oscilan entre nueve y once horas, con menos de una hora dedicada específicamente al tema de los opiáceos. Nell Greenfieldboyce, «How to teach future doctors about pain in the midst of the opioid crisis», *NPR*, 11 de septiembre de 2019. Recuperado de: https://www.npr.org/sections/health-shots/2019/09/11/756090847/how-to-teach-future-doctors-about-pain-in-the-midst-of-the-opioid-crisis; Elspeth E. Shipton, Frank Bate, Raymond Garrick, Carole Steketee, Edward A. Shipton y Eric J. Visser, «Systematic review of pain medicine content, teaching, and assessment in medical school curricula internationally», *Pain and Therapy* 7, n.º 2 (2018), págs. 139-161.

Hay, no obstante, un atisbo de esperanza. Algunas facultades de medicina, como la Universidad Johns Hopkins y la Universidad de Toronto, han añadido a sus planes de estudio cursos de varios días dedicados a la medicina y el tratamiento del dolor. Es imprescindible que se normalicen este tipo de cursos.

APÉNDICE

1. *The Bachelor* es una serie televisiva estadounidense sobre citas y relaciones amorosas, que empezó a emitirse, el 25 de marzo de 2002, en la cadena ABC.

ÍNDICE

Nota: los números de página en cursiva hacen referencia a las fotos.